老年病中医特色疗法系列

老年常见皮肤病中医特色疗法

主审 ◎ 陈海

主编 ◎ 卢月　李振洁

SPM 广东科技出版社
南方传媒　全国优秀出版社
·广州·

图书在版编目（CIP）数据

老年常见皮肤病中医特色疗法 / 卢月，李振洁主编.
广州：广东科技出版社，2024.12. --（老年病中医特色疗法系列）. -- ISBN 978-7-5359-8365-7

Ⅰ. R275

中国国家版本馆CIP数据核字第202483ZL56号

老年常见皮肤病中医特色疗法

Laonian Changjian Pifubing Zhongyi Tese Liaofa

出 版 人：严奉强
策划编辑：曾永琳
责任编辑：王　珈
装帧设计：友间文化
责任校对：韦　玮
责任印制：彭海波
出版发行：广东科技出版社
　　　　　（广州市环市东路水荫路11号　邮政编码：510075）
销售热线：020-37607413
https://www.gdstp.com.cn
E-mail：gdkjbw@nfcb.com.cn
经　　销：广东新华发行集团股份有限公司
排　　版：友间文化
印　　刷：广州一龙印刷有限公司
　　　　　（广州市增城区荔新九路43号　邮政编码：511340）
规　　格：787 mm×1 092 mm　1/16　印张16.75　字数335千
版　　次：2024年12月第1版
　　　　　2024年12月第1次印刷
定　　价：80.00元

如发现因印装质量问题影响阅读，请与广东科技出版社印制室联系调换（电话：020-37607272）。

编委会

主 审：陈 海

主 编：卢 月　李振洁

副主编：韩 凌　严梓萁　彭丽倩　许端倪　李燕红

编 委：危建安　黎 莉　吴晶晶　李润祥　高爱莉
　　　　肖常青　万长兰　柯娅楠　陈 荃　王梵坤
　　　　黄伟淞　林姿彤　吴 苑　黎祖鸣　封杰妮
　　　　任晓蕾　王雨诗　陈雪如　吴思仪　王秋月
　　　　于文沛

主审、主编简介

陈海，广东省中医院副院长，副主任医师，医学硕士，第三批全国老中医药专家学术经验继承人，广东省医学会涉外与特需医疗服务分会副主任委员，世界中医药学会联合会医疗机构管理专业委员会副会长，海峡两岸医药卫生交流协会国际医疗与特需服务专业委员会委员，中国老年保健医学研究会保健管理分会委员，广东省中医药学会治未病健康促进专业委员会副主任委员。

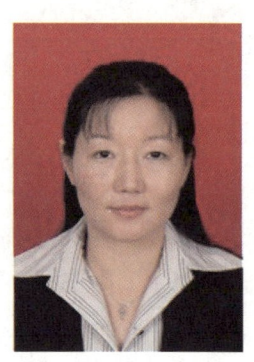

临床擅用中西医结合方法解决老年相关疾病、耳鼻喉科常见病和疑难病，特别在咽喉疾病如声嘶、喉异感症等的治疗上善从"痰、瘀"论治，在中医治未病及体质调理方面有丰富的临床经验。主持及参与省部级课题多项，发表论文10余篇，主编教材6部。

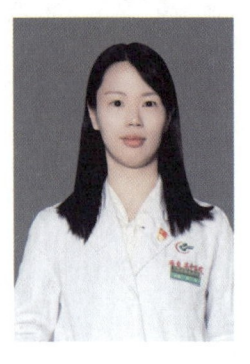

卢月，副研究员，硕士研究生导师，从事中西医结合治疗皮肤病的临床与基础研究。国家中医药管理局"中医药治疗难治性自身免疫病传承创新团队"多学科交叉创新人才培养对象，省部共建中医湿证国家重点实验室、粤港澳中医药与免疫疾病研究联合实验室骨干成员；参与创新中药"芍苓片"、院内制剂祛肤止痒方的研发。入选中华中医药学会青年人才托举工程项目，获广东省中医院"朝阳人才"称号，担任广东省针灸学会皮肤病专业委员会常务委员、中华中医药学会方剂学分会青年委员、国家自然科学基金项目及广东省科学技术厅基金项目评审专家。目前已发表论文70余篇，参编著作2部，主持国家级、省部级课题10余项。

李振洁，医学硕士，博士研究生导师，主任中医师，广州市皮肤病医院门诊部主任兼党支部书记，师承国医大师禤国维教授。广东省杰出青年医学人才，李振洁广州市名中医传承工作室、广州市三级名中医工作室、广州市皮肤病医院毛发专病负责人，先后荣获"广州市优秀共产党员""广州市最美红医先锋""广州市好医生"等荣誉称号。获国家发明专利1项，省级、市级科技进步奖4项，出版著作8部，发表SCI（科学引文索引）论文7篇，主持省级、市级及厅局级科研项目13项。主要研究方向为中西医结合治疗毛发类疾病、色素性皮肤病等损容性皮肤病。

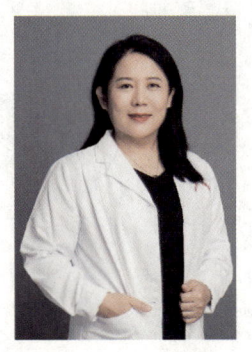

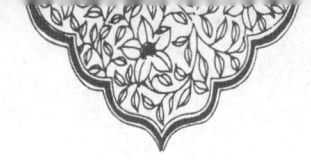

序 一

岁月如潮，老年如一本书，在其中嵌着智慧的金边，记录着人生的沧桑。然而，这时的皮肤，也宛如这本书的封面，随着岁月的翻动，因各种常见皮肤病而留下皱痕。在这趟不可逆转的旅程中，中医如一位智者，默默地为我们编织着抵御岁月风霜的披风。《老年常见皮肤病中医特色疗法》一书，便是这位智者赠予的礼物。

在这本书中，编者如诗人般将情感嵌入文字，深刻而明了地解读了中医治疗老年皮肤病的医理及疗法。这是寒夜中的一簇火苗，旨在点亮心灵之灯，为中医学者提供学习的平台。

其中，中医的传统智慧如流水般贯穿其中，六经、三焦、卫气营血的辨证思路，如和谐的音符；中药、针刺、拔罐、艾灸等治疗方法，则是这诗篇的精致笔触，轻轻拂去皮肤上的不适，使老年人的生活重新回归宁静与舒适。

编者团队均在皮肤病领域有一定建树，非常注重名医的经验传承，将岭南一派对皮肤病之见解及历代各家之所长尽收于一书，成为中医事业新生代学习皮肤病学良好的辅助书籍。

感谢本书编者团队的智慧与奉献，感谢读者们的关注与期许。愿这本书如一缕清风，吹拂老年人的皮肤，如一汪清泉，涤净岁月的尘埃。愿中医的光辉智慧照耀我们前行的道路，不仅延年益寿，更能抚慰岁月的皱纹，使老年时光在生命的诗中，变成最美的章节。

第二届国医大师

广州中医药大学首席教授、博士研究生导师

广东省中医院原副院长

禤国维

2024年3月

序 二

中医皮肤病学,起源于战国至秦汉,在晋唐发端,宋元发展,明清兴盛,到了近现代得到飞速发展。中医看待皮肤病,决不能见画一色,而应该将局部改变和人体的经络、脏腑、气血等联系在一起,既重内治,又不忽视外治。

《黄帝内经》记述了麻风病和多种感染性皮肤病的临床表现,提出了多个中医病名,如"疠风""疮""痤";并记载了毛发生理与内脏的关系,以及汗出失调、营卫失和、外感风邪等在皮肤病中的意义。元朝《外科精义》指出,外科医生不能只"专攻外治",也要注意患者整体的辨证论治。明朝《外科正宗》中记述了大量皮肤疾病,集历代皮肤病学之大成,但存在症状描述不明的局限性。

时代在改变,环境在改变,人的体质在改变,人的追求也在改变。去纷繁而求精简,使相关知识更易让后世学者掌握,也能更好地传承中医,更好地治病救人。这些都有赖于当今中医学家的孜孜以求、不倦探索,"水非石之钻,索非木之锯,渐靡使之然也"(《汉书·枚乘传》)。

本书编写团队对中医经典、古籍,以及新中国成立以来的历版中医皮肤病学教材均有深入研究,在历代皮肤科医论、方药中取其精华,融合自身实践,抽丝剥茧,深入浅出地分析了皮肤病的中医临床诊治思维。书中按照大类如细菌性皮肤病、真菌性皮肤病、内分泌代谢性皮肤病等排列,每大类之下又举例常见之疾病，是为条目清晰；疾病中既有中医之病机剖析，又有西医之病理生理机制分析，是为中西结合；每一疾病后搭配一个临床验案，更益于加深理解。

最后，愿这部书能为临床提供指引，为健康添加保障，为中医文化传承增光添彩。

第三届四川省十大名中医
四川省学术技术带头人
博士研究生导师
四川省中医药科学院原副院长
张毅
2024年8月

序 三

皮肤是人体最大的器官。同基础医学及内科、外科相比,皮肤科具有较强的专业性和特殊性。皮肤病的学习中不仅理论知识较多,而且对皮肤的生理和病理、宏观和微观形态的观察和理解也很重要。

随着年龄增长,各年龄段人皮肤的生理和病理特征都不一样。老年人各项生理结构逐渐发生改变,特别是抵御外界各种不良因素的皮肤"屏障"也开始出现问题。在《老年常见皮肤病中医特色疗法》一书中,作者们对不同疾病的演变规律进行研究,讲述不一样的诊治切入点,力求让读者能够马上抓住疾病的核心病机及治疗原则;还罗列了内治法与针灸、敷贴等外治法的异同,能够让读者结合不同的治疗环境,获得更便捷、更有针对性的治疗手段。这些方法旨在帮助医学生在临床上应对老年常见皮肤问题时能更加从容,提高诊疗水平。

拜读之余,深感本书的编者团队凸显了老年皮肤病的特点,为中医皮肤病事业做出了努力。本书的出版,使莘莘学子在中医皮肤病的学习中能抓住精要,事半功倍,善莫大焉。

广东省中医院皮肤科大科主任
博士研究生导师

2024年8月

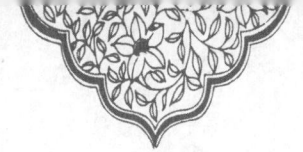

前　言

我国社会人口老龄化不断加剧，由机体衰老和皮肤老化引发的各种老年皮肤病越来越受到大众的重视，人们对临床医生诊治老年皮肤病的能力需求也越来越多。中医能与西医疗法优势互补，减少副作用，降低疾病复发率，提高患者整体生活水平，尤其对某些原因未明的难治性老年皮肤病也有功效，得到了大众的认可。

皮肤病很常见，而且比较难鉴别。《老年常见皮肤病中医特色疗法》归纳、整理了各类皮肤病的中医名家经验及病案，并加以提炼，以图文相结合的方式编写，希望能够有效解答广大临床医生的疑惑。

本书分为上、下两篇。上篇宏观概括了中医对皮肤病的认识角度，并介绍了中医内治法和外治法的要点，如内治法的消、托、补法，外治法的药物疗法、针灸疗法等；下篇介绍了50余种老年人常见皮肤病的实用中医诊疗方法。老年人的体质具有五脏衰惫、体质虚弱、卫外不固、易受外邪侵袭的特点，故染病多虚实夹杂，瘀积并见。这导致老年皮肤病常常表现为缠绵难愈、容易反复。在遵循八纲辨证、脏腑辨证、卫气营血辨证、三焦辨证等大法则的前提下，结合皮肤病特有皮肤损害的辨证分析，处方以滋补肝肾、益气健脾、活血化瘀、疏通积滞为主，内治与外治兼顾。

衷心感谢为本书辛勤付出的全体编写人员！因水平有限，书中欠妥之处在所难免，恳请各位读者及同道批评指正。

主编团队
2024年9月20日

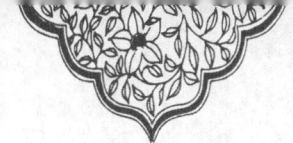

目 录

上篇 概 论

- 第一章 老年常见皮肤病概述 / 002
- 第二章 中医内治法 / 012
- 第三章 中医外治法 / 014

下篇 各 论

- 第一章 病毒性皮肤病 / 022
  - 第一节 单纯疱疹 / 022
  - 第二节 带状疱疹 / 027
  - 第三节 疣 / 033
- 第二章 细菌性皮肤病 / 039
  - 第一节 痈 / 039
  - 第二节 毛囊炎 / 045
  - 第三节 睑腺炎 / 049
  - 第四节 丹毒 / 054

目录

🌸 第三章 真菌性皮肤病 / 060

第一节 花斑癣 / 060

第二节 体癣与股癣 / 063

第三节 足癣与手癣 / 067

第四节 头癣 / 070

第五节 灰指甲 / 073

🌸 第四章 物理性皮肤病 / 077

第一节 烫伤 / 077

第二节 冻疮 / 081

第三节 鸡眼 / 083

🌸 第五章 变态反应性皮肤病 / 086

第一节 荨麻疹 / 086

第二节 湿疹 / 089

🌸 第六章 皮炎湿疹类皮肤病 / 096

第一节 老年皮炎湿疹类皮肤病概述 / 096

第二节 老年皮炎湿疹类皮肤病中医特色疗法 / 099

第三节 系统性接触性皮炎 / 104

第四节 脂溢性湿疹 / 105

第五节 干燥性湿疹 / 107

第六节 静脉曲张性湿疹 / 108

🌸 第七章 医源性皮肤损伤 / 110

第八章　神经性皮肤病 / 116

第一节　神经性皮炎 / 116
第二节　结节性痒疹 / 117
第三节　人为性皮炎与拔毛癖 / 119
第四节　渗出性盘状苔藓样皮炎 / 120
第五节　股外侧皮神经炎 / 120
第六节　更年期综合征 / 123
第七节　皮肤瘙痒症 / 125
第八节　皮肤垢着病 / 126

第九章　红斑鳞屑性皮肤病 / 128

第一节　银屑病 / 129
第二节　扁平苔藓 / 133
第三节　玫瑰糠疹 / 136

第十章　红斑性皮肤病 / 138

第一节　多形红斑 / 138
第二节　离心性环状红斑 / 145

第十一章　结缔组织病与脂肪组织疾病 / 151

第一节　结缔组织病 / 151
第二节　脂肪组织疾病 / 155
第三节　干燥综合征 / 159

第十二章　大疱性皮肤病 / 163

第一节　大疱性皮肤病概述及其分类 / 163
第二节　天疱疮 / 166
第三节　大疱性类天疱疮 / 168
第四节　掌跖脓疱病 / 170
第五节　家族性良性慢性天疱疮 / 171

目录

🪷 **第十三章 内分泌代谢性皮肤病** / 173
　　第一节　黏液性水肿 / 173
　　第二节　黑棘皮病 / 175
　　第三节　黄瘤病 / 176
　　第四节　类脂质蛋白沉积症 / 178
　　第五节　皮肤卟啉病 / 179
　　第六节　中医特色治法 / 181

🪷 **第十四章 免疫结缔组织病** / 184
　　第一节　红斑狼疮 / 184
　　第二节　硬皮病 / 188

🪷 **第十五章 血管性皮肤病** / 193
　　过敏性紫癜 / 193

🪷 **第十六章 萎缩性皮肤病** / 200
　　女阴干枯症 / 200

🪷 **第十七章 色素性皮肤病** / 204
　　白癜风 / 204

🪷 **第十八章 溃疡性皮肤病** / 214
　　褥疮 / 214

🪷 **第十九章 脱发类疾病** / 220
　　第一节　脂溢性脱发 / 220
　　第二节　肿瘤化疗后脱发 / 227
　　第三节　斑秃 / 230
　　第四节　"引经药"在脱发中的运用 / 237

🪷 **参考文献** / 239

上篇

概论

第一章

老年常见皮肤病概述

老年皮肤病主要是指发生在60岁及以上老年人皮肤、黏膜及皮肤附属器官的疾病。随着人口老龄化速度加快，由机体衰老和皮肤老化引发的各种老年皮肤病愈加普遍，其特征具有特异性。

一、病理生理学

皮肤作为人体最大的器官，是人体内外之间的屏障。随着年龄增长且受到内外因素的共同影响，会出现结构和功能的显著衰老变化，这些变化共同构成了老年皮肤病的疾病基础。

皮肤老化过程可分为内源性老化和外源性老化，两者具有不同的临床和组织学特征。

皮肤内源性老化是指由于皮肤自然代谢衰老而发生的变化，其特征在于皮肤功能的生理改变，出现进行性衰老，本质是由于皮肤变薄、血流减少、皮肤所固有的滋养和修复细胞能力的下降，以及胶原结构变化所导致的皮肤整体弹性下降。此外，免疫功能下降也会削弱皮肤抵抗病菌攻击的能力。

皮肤外源性老化主要是指光老化，是由紫外线辐射引起的老化现象，在皮肤暴露部位的表现更加突出。长期暴露在紫外线中，皮肤会出现各种改变，如皮肤弹性纤维断裂，容易出现粗深皱纹和紫癜，其他改变包括色斑、毛细血管扩张、粗糙和皮革样改变等。此外，气候、吸烟和职业环境等也可能导致皮肤外源性老化。

二、常见症状

（一）皮肤损害

皮肤损害，简称皮损，也称皮疹，分为原发性和继发性两大类，但有时二者不能截然分开，如脓疱为原发性皮损，但也可继发于丘疹或水疱。掌握这些基本皮损的特点，对老年人皮肤病的诊断、辨证治疗都非常重要。

1. 原发性皮损

原发性皮损是皮肤病在其病变过程中，直接发生及初次出现的皮损，有斑疹、丘疹、风团、结节、疱疹、脓疱等（图1-1-1，表1-1-1）。

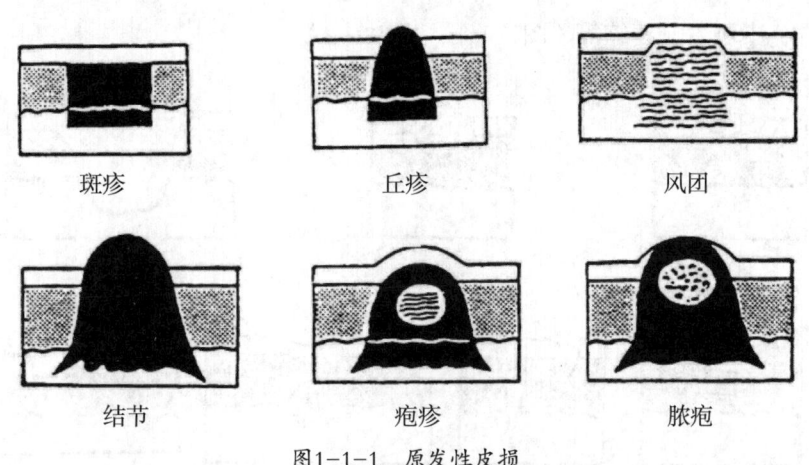

图1-1-1 原发性皮损

表1-1-1 原发性皮损的种类及表现

种类	表现
斑疹	斑疹为局限性皮肤黏膜的颜色改变，与周围皮肤平齐，无隆起或凹陷。直径达到或超过1厘米时，称斑片，可分为红斑、色素沉着斑、色素减退斑等
丘疹	丘疹为高出皮面的实性丘形小粒，直径一般小于1厘米。丘疹数目不一，有散在分布的，有互相融合形成扁平隆起的片状损害，其中直径大于1厘米的，称斑块。丘疹顶端扁平者称扁平丘疹，常见于扁瘊、银屑病、湿疮等。介于斑疹与丘疹之间，稍有隆起的皮损称斑丘疹。丘疹顶部有较小水疱或脓疱时，称丘疱疹或脓丘疱疹
风团	风团为皮肤上的局限性水肿隆起，常突然发生，迅速消退，消退后多不留痕迹，发作时伴有剧痒

（续表）

种类	表现
结节	结节为大小不一、境界清楚的实质性损害，质地较硬，深在皮下或高出皮面
疱疹	水疱为白色，血疱为红色或紫红色。疱疹为内有腔隙、含有液体、高出皮面的损害。水疱内含有血样液体者称血疱。疱疹的疱壁一般较薄、易破，破后形成糜烂，干燥后结痂脱屑
脓疱	脓疱的疱内含有脓液，其色浑浊或为黄色，周围常有红晕，疱破后形成糜烂，溢出脓液，结脓痂

2. 继发性皮损

继发性皮损是原发性皮损经过搔抓、感染、治疗处理和在损害修复过程中演变而成的，有鳞屑、糜烂、溃疡、痂、抓痕、皲裂、苔藓样变、瘢痕、色素沉着、萎缩等（图1-1-2，表1-1-2）。

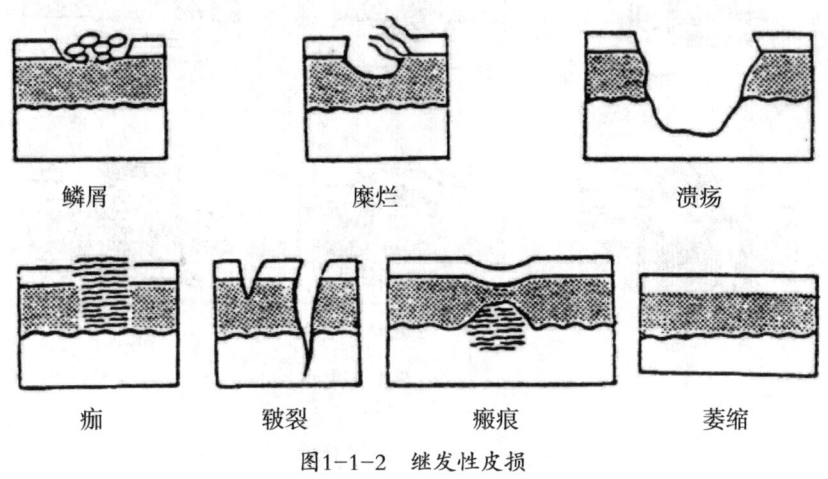

图1-1-2　继发性皮损

表1-1-2　继发性皮损的种类及表现

种类	表现
鳞屑	鳞屑为表皮角质层的脱落，大小、厚薄、形态不一，可呈糠秕状（如花斑癣）、蛎壳状（如白疕）或大片状（如剥脱性皮炎）
糜烂	糜烂为局限性的表皮或黏膜上皮缺损，系由疱疹、脓疱的破裂，痂皮的脱落等露出的红色湿润面；因损害较浅，愈合较快，一般不留瘢痕
溃疡	溃疡为皮肤或黏膜深层真皮或皮下组织的局限性缺损。溃疡大小不一，疡面有脓液、浆液或血液，基底可有坏死组织，愈后可留有瘢痕

（续表）

种类	表现
痂	皮损处的渗液、滋水、渗血或脓液与脱落组织及药物等混合干燥后即形成痂
抓痕	抓痕是由搔抓将表皮抓破、擦伤而形成的线状或点状损害，表面结成血痂，皮肤瘙痒
皲裂	皲裂为皮肤上的线形坼裂，好发于掌跖、指趾、口角等处
苔藓样变	苔藓样变为皮肤增厚、粗糙、皮嵴隆起、皮沟加深、干燥、局限性边界清楚的大片或小片损害，常为一些慢性瘙痒性皮肤病的主要表现
色素沉着	色素沉着由皮肤中的色素增加所致，多呈褐色、暗褐色或黑褐色
萎缩	萎缩由皮肤的结构成分减少、变薄所致。表皮萎缩时皮肤呈半透明羊皮纸样外观，皮纹变浅或消失，其下血管较为清晰可见；真皮或皮下脂肪萎缩时皮肤呈局限性凹陷，皮纹不变

（二）瘙痒

瘙痒是皮肤病中最常见的临床表现。临床上一般分为8种。①风痒：表现为游走性强，痒无定处，遍身作痒，多见于荨麻疹、老年瘙痒症等，治宜祛风止痒。②湿痒：表现为瘙痒浸淫四窜，缠绵不断，多见于湿疹，治宜除湿止痒。③热痒：表现为皮肤潮红肿胀、灼热，痒痛相兼，遇热更甚，多见于红皮病、丹毒中后期等，治宜清热止痒。④虫痒：表现为痒痛，痒若虫行，多数部位固定或夜间更甚，多见于疥疮，治宜杀虫止痒。⑤寒痒：表现为痒有定处，遇冷加重，常见于寒冷性荨麻疹，治宜散寒止痒。⑥血虚痒：表现为泛发全身，皮肤干燥、舌质淡、边有齿痕，脉细缓，治宜养血止痒。⑦阴虚痒：表现为瘙痒泛发，皮肤干燥，盗汗，五心烦热，舌红瘦小，少苔或无苔，脉细数，治宜养阴止痒。⑧阳虚痒：表现为瘙痒时轻时重，皮肤干燥，形寒肢冷，下肢为甚，五更泄泻，舌淡，苔白，脉沉细无力，治宜温补肾阳止痒。

三、老年人皮肤病的分类

对于老年人来说，物理因素和营养不良更易造成皮肤结构改变和屏障功能丧失，从而可能增加金黄色葡萄球菌、链球菌、皮肤癣菌、念珠菌等分别引起的皮肤细菌、真菌感染的风险，在此基础上还可能会进一步出现大疱性和非大疱性的脓疱病。病毒感染中特别是带状疱疹亦经常发生于老年人身上。水痘带状疱疹病毒在背根神经节中潜伏，当免疫力下降后会被重新激活，主要与水痘带状疱疹病毒特异性免疫功能下降有关，还与整体免疫功能下降、慢性疾病、创伤和手术有关，临床表现为红斑、水疱，并伴有明显的单侧神经痛。由寄生虫感染引起的皮肤病易被忽略，因为瘙痒可能被主观认为是原有皮肤病的加重，反复搔抓也会改变原有皮肤病的典型表现，从而延误诊断。

环境的低温、干燥、高强度紫外线暴露及强风等物理因素均可导致皮肤表皮屏障水分丢失、皮脂减少、干燥。若患者有过敏体质、遗传因素、内分泌紊乱、胃肠功能障碍等情况，结合外在物理因素，可致皮炎、湿疹或变态反应性皮肤病。药物不良反应也可诱发皮肤受累，随着新药的不断上市和临床工作的不断深入开展，几乎所有种类的药物都被发现可以诱发皮肤不良反应。除皮肤外，药物同时也会影响其他器官，形成特定的自身免疫性疾病。精神高度紧张、抑郁焦虑、自身免疫、内分泌失调等因素易致内分泌代谢性、神经性皮肤病。

此外，还有以皮损命名的红斑性皮肤病、红斑鳞屑性皮肤病、大疱性皮肤病、萎缩性皮肤病、色素性皮肤病、溃疡性皮肤病等，顾名思义，应以治疗皮损为重。

可见，老年人皮肤病种类繁多，应根据分类及关键病理生理变化予以调护，考虑到药效学、药代动力学或药物相互作用改变相关的不耐受风险较高，某些常规的治疗方案用于老年患者时可能并不适合。此外，老年人往往同时接受多种药物治疗，药物之间相互作用的机会就会增加。无论是通过药物清除减慢或协同而增强药物作用，还是通过加速药物清除或拮抗而减弱药物作用，都会影响皮肤病药物的使用。总体而言，相比其他年龄段，老年人用药有其特殊性，需要详细地问诊、检查和监测，以确保最佳和最安全的治疗方案。

四、中医生理病理

皮肤病的病因复杂，可归纳为外因、内因2类。外因主要包含六淫（风、寒、暑、湿、燥、火）、虫、毒等；内因主要是七情内伤、饮食劳倦和肝肾不足。其辨证分析主要因气血失和、脏腑失调、邪毒结聚而致生风、生湿、化燥、致虚、致瘀、化热、伤阴等。性传播疾病主要由性接触染毒致病，属特殊病种，其病因辨证分析分述于各病中。而老年人五脏衰惫，体质虚弱，卫外不固，易受外邪侵袭，故罹患者皮肤疾患多虚实夹杂，瘀积并见，这决定了老年皮肤病缠绵难愈、容易反复的特点。

（一）风

风邪可单独致病，也可以与他邪合而致病，如风湿、风热、风寒等。凡人体腠理不密，卫气不固，风邪乘虚入侵，阻于皮肤，内不得通，外不得泄，则可导致皮肤病的发生。由风邪引起的皮肤病一般具有以下特点：发无定处，骤起骤消，剧烈瘙痒，皮肤干燥、脱屑，多发于上部等。临床上风邪常与他邪相兼为病。

（二）寒

"寒主收引""寒胜则痛"，寒侵袭人体易致局部气血凝滞，血脉运行失常，起病一般多为阴证，常侵袭人体的筋骨关节，患部特点多为色紫青暗，不红不热，肿而木硬，肿势散漫，痛有定处，得暖则减，化脓迟缓，常伴恶寒、四肢不温、小便清长等全身症状。

（三）暑

夏季多暑热，且暑多夹湿。由于暑热外受，蕴蒸肌肤，汗出过多，或汗出不畅，以致暑湿逗留，形成病理产物留滞皮肤。同时，皮肤经常处于潮湿的环境，影响阳气通达于肌表，降低局部的抵抗力，故易为外邪所侵。暑为阳邪，具有热微则痒、热甚则痛、热盛肉腐等特征，故其致病特点为：多为阳证，表现为患部焮红、肿胀、灼热、糜烂流脓，或痒或痛，其痛遇冷则减，常伴口渴、胸闷、神疲乏力等全身症状。

（四）湿

湿有内湿、外湿之分，皮肤病以外湿所致者居多，但有时外湿与内湿相合致病。湿邪侵入肌肤，郁结不散，与气血相搏，多发生疱疹、渗液、糜烂、瘙痒等。湿邪所致的皮肤病，其皮肤损害以水疱为主，或为多形性，或皮肤糜烂，或浸淫四窜、滋水淋漓，常患病于下部，病程缠绵，难以速愈，愈后易发。

（五）燥

秋季多燥，燥有凉燥与温燥之分。秋风初凉，西风肃杀，感之者多为凉燥；若久旱无雨，天时风热过胜，感之者多为温燥，在外科疾病中以属温燥者居多。燥邪易致皮肤干燥皲裂，外邪乘机侵袭，易致生痈或引起手足疔疮等病。燥邪易伤人体阴液，侵犯皮肤，致患部干燥、枯槁、皲裂、脱屑等，常伴口干唇燥、咽喉干燥或疼痛等全身症状。

（六）火

火邪的特征属热，热为火之轻，火为热之重，两者仅在程度上有差别。其患病大多由直接感受温热之邪所引起，如疔疮、有头疽、痈、药毒、丹毒等。火为阳邪，其病一般多为阳证，特点多为发病迅速，来势猛急，焮红灼热，肿势皮薄光亮，疼痛剧烈，容易化脓腐烂，或有皮下瘀斑，常伴口渴喜饮、小便短赤、大便干结等全身症状。

（七）虫

其一为皮肤中的寄生虫直接致病，如疥虫引起的疥疮，癣虫（真菌）引起的手癣、足癣、体癣、甲癣等病；其二为由昆虫的毒素侵入或过敏引起的皮肤病，如蚊虫、臭虫、螨虫、虱子叮咬所致的损伤和虫咬皮炎。此外，还可由肠道寄生虫过敏及禽类寄生虫毒、桑毛虫毒、松毛虫毒等引起皮肤病，在临床中均较常见。由虫引起的皮肤病，其症状是皮肤瘙痒甚剧，有的表现为糜烂，有的能互相传染，有的可伴局部虫斑、脘腹疼痛，大便中可查到虫卵等。

（八）毒

由毒引起的皮肤病，可分为药物毒、食物毒、漆毒、虫毒等。其辨证分析不外乎中毒或禀赋不耐，机体对某物质过敏而成。发病前有食"毒"物史或曾内服某种药物，或接触某种物质，需经过一定的潜伏期后方可发病。其皮损表现为灼红、肿胀、丘疹、水疱、风团、糜烂等多种形态，或痒或痛，轻则局限一处，重则泛发全身。停止接触上述毒邪来源后，其病去也快。

（九）七情内伤

老年人易焦虑不安，或忧思劳神，乃至情志不舒，抑郁化火，耗伤心肾之阴，水亏于下，火旺于上，故而心火上炎不息，肾水散漫而无归。气郁则血瘀，血行瘀滞，肌肤失养；气郁化火，熏蒸肌肤，肝火犯肺，因肺主皮毛，故皮肤病变乃生；气郁湿阻，泛于肌肤。由此可见七情内伤与皮肤病关系密切。

（十）饮食劳倦

食物同药物一样，也具有辛、咸、苦、甘、酸五味，皮肤作为人体的肌肤屏障，在对脏腑造成相应病变的同时，也会导致皮肤病变。如《素问·宣明五气》曰："辛走气，气病无多食辛；咸走血，血病无多食咸；苦走骨，骨病无多食苦；甘走肉，肉病无多食甘；酸走筋，筋病无多食酸。是谓五禁，无令多食。"老年人若主动或因基础疾病、特殊饮食等被动出现饮食偏嗜，皆可能在皮肤上出现变化。此外，过劳或过逸均可导致体内气血运行不畅，发为肌表则导致皮肤病变。

（十一）肝肾不足

脏腑失调是皮肤病重要的病因辨证分析，其中以肝肾不足为多见。肝肾不足主要包括先天之精不足及后天精血不足。因肝肾不足所致的皮肤病大多呈慢性过程,其皮损表现为干燥、肥厚、粗糙、脱屑,或伴有毛发枯槁、脱发、色素沉着、指甲受损,或伴生疣目、血痣等。

总而言之,皮肤病的发生往往不是单一原因所引起,常为数个病因共同作用所致。或内伤与外感兼夹在一起,或为实证,或为虚证,或虚实夹杂。所以在审因辨证时要善于分析,才能得出正确的结论。

五、中医辨证思路

从望闻问切、辨证分析,到方随法出,在遵循八纲辨证、脏腑辨证、卫气营血辨证、三焦辨证等大法则的前提下,还应单独考虑老年人皮肤病特有皮肤损害的辨证论治(表1-1-3,表1-1-4)。

表1-1-3 原发性皮损的种类及辨证

种类	辨证
斑疹	红斑压之褪色者多属血热;压之不褪色者除血热外,尚兼血瘀;红斑稀疏者为热轻,密集者为热重,红而带紫为热毒炽盛。色素沉着斑如黧黑斑,是肝肾不足、气血瘀滞所致。色素减退斑多由气血凝滞或血虚兼风邪所致
丘疹	风热、血热
风团	红色者为风热所致,白色者为风寒所致
结节	气血凝滞
疱疹	湿热或热毒
脓疱	湿热或热毒炽盛

表1-1-4 继发性皮损的种类及辨证

种类	辨证
鳞屑	急性病后见之,多为余热未清;慢性病见之,多由血虚生风、生燥,皮肤失于濡养所致
糜烂	湿热

（续表）

种类	辨证
溃疡	热盛肉腐
痂	脓痂为热毒未清所致；血痂为血热络伤，血溢所结；滋痂为湿热所致
抓痕	风盛或内热
皲裂	血虚风燥
苔藓样变	血虚风燥，肌肤失养
色素沉着	肝火、肾虚或气血失和
萎缩	气血两虚，营卫失和，肌肤失养

第二章

中医内治法

中医内治法除了从整体观念进行辨证施治外,还要依据外科疾病的发生、发展过程,如按照疮疡初起、成脓、溃后3个不同发展阶段(即初起为邪毒蕴结、经络阻塞、气血凝滞;成脓为瘀久化热、腐肉成脓;溃后则为脓毒外泄、正气耗损),确立消、托、补3个总的治疗原则(表1-2-1)。确立总的治疗原则和治疗方法后,方随法出,有的放矢,效如桴鼓。

一、消法

消法是运用不同的治疗方法和方药,使初起的外科疾病得到消散,不使邪毒结聚、走窜、发展或成脓,是一切外科疾病初起的治疗原则。此法适用于尚未成脓的初期肿疡和非化脓性肿块性疾病及各种皮肤疾病等。但由于外科疾病的致病原因不同,辨证分析转化有别,症状表现各异,因而在具体应用消法时,必须针对病种、病位、病因辨证分析病情,分别运用不同的方法。

二、托法

托法是用补益气血和透脓托毒的药物,扶助正气、托毒外出,以免毒邪扩散和内陷的治疗原则。托法适用于外疡中期,即成脓期,此时热毒已腐肉成脓,由于一时疮口不能溃破,或机体正气虚弱,无力托毒外出,均会导致脓毒滞留。治疗上应根据患者体质强弱和邪毒盛衰状况，分为补托和透托2种方法。

三、补法

补法就是用补养的药物，恢复患者正气，助养其新生，使疮口早日愈合的治疗原则，适用于溃疡后期。此时毒势已去，精神衰疲，血气虚弱，脓水清稀，肉芽灰白不实，疮口难敛。补法是治疗虚证的原则，特别是疮疡的生肌收口期，均可应用，但毒邪未尽之时切勿使用，以免留邪为患，犯"实实之戒"。

表1-2-1　中医内治法的具体治法及适应证

治疗原则	具体治法	适应证
消法	解表	有表邪者
	通里	里实者
	清热	热毒蕴结者
	温通	寒邪凝结者
	祛痰	痰凝者
	理湿	湿阻者
	行气	气滞者
	化瘀和营	血瘀者
托法	补托	正虚毒盛，不能托毒外达，疮形平塌，根脚散漫不收，难溃难腐的虚证者
	透托	正气未衰而毒邪炽盛者
补法	补养气血	气血虚弱者
	理脾和胃	脾胃虚弱者
	补益肝肾	肝肾不足者

第三章

中医外治法

中医外治法主要是将药物放在患者的体表某处或病变部位,经皮肤及各穴位吸收取得治疗效果的方法。首见于《素问·至真要大论》中:"内者内治,外者外治。"《理瀹骈文》亦言:"外治之理,即内治之理,外治之药,即内治之药,所异者法耳。"这指出了外治法与内治法虽给药方式不同,但治疗机制相同,可相互参照。老年人相对来说基础疾病更多,在临床上内服叠加用药的情况更为普遍,而以外治法治疗皮肤病规避了内服用药的药物间相互作用,又因其具有直达病所、效果迅速、安全性高、对机体刺激性弱、有效成分不易被消化酶破坏、毒副作用相对较小等特点,为众多老年人所青睐。

一、药物疗法

药物疗法是根据疾病所在的部位不同,以及病程发展变化所需,将药物制成不同的剂型施用于患处,使药力直达病所,从而达到治疗目的的一种方法。常用的药物有膏药、油膏、箍围药、草药、掺药、酊剂、洗剂等(表1-3-1,表1-3-2)。

表1-3-1 药物疗法的剂型、制法及适应证

剂型	制法	适应证
膏药	用若干药物浸于植物油中煎熬,去渣存油,加入黄丹再煎,在高热下发生凝结而成的制剂,目前通过剂型改革,有些已制成胶布型膏药	皮肤病初起、成脓、溃后各阶段

（续表）

剂型		制法	适应证
油膏		将药物与油类煎熬或捣匀成膏	肿疡、溃疡，皮肤病糜烂、结痂、渗液不多
箍围药		药粉和液体调制成的糊剂	外疡肿势散漫而无集中之硬块
草药		采集的新鲜植物药，多为野生	①红肿热痛；②创伤浅表出血；③瘙痒；④毒蛇咬伤
掺药	消散药	将各种不同的药物研成粉末，根据制方规律，并按不同的作用和功效配伍成方，用时掺布于膏药或油膏上，或直接掺布于病变部位	肿疡初起而肿势局限、尚未成脓
	提脓祛腐药		①溃疡初期，脓栓未溶，腐肉未脱；②脓水不净，新肉未生
	腐蚀药与平胬药		①肿疡在脓成未溃时；②瘰疬、赘疣、息肉等病；③疮疡破溃以后引流不畅；④疮口僵硬，胬肉突出，腐肉不脱等妨碍收口
	祛腐生肌药		①溃疡日久，腐肉难脱，新肉不生；②腐肉已脱，新肉不长，久不收口
	生肌收口药		溃疡腐肉已脱、脓水将尽
	止血药		溃疡或创伤出血
	清热收涩药		急性或亚急性皮炎而渗液不多
酊剂		将各种不同的药物浸泡于乙醇溶液内，最后倾取其药液	疮疡未溃
洗剂		按照组方原则，将各种不同的药物先研成细末，然后与水溶液混合在一起而成的混悬液	急性、过敏性皮肤病

表1-3-2 药物疗法的剂型及注意事项

剂型		注意事项
膏药		疮疡使用膏药后可能因为皮肤过敏形成"膏药风"（接触性皮炎），引起皮肤焮红，或起丘疹，或发生水疱，瘙痒异常，甚则溃烂等现象。见此等情况，可以改用油膏或其他药物。此外，膏药不可去之过早，否则疮面不慎受伤易引发再次感染，复致溃腐
油膏		凡皮肤湿烂，疮口腐肉已尽者，摊贴油膏应薄而勤换，以免脓水浸淫皮肤，不易干燥，若敷之过厚则会使肉芽生长过剩而影响疮口愈合
箍围药		箍围药敷后干燥之时，宜时时用液体湿润，以免药物剥落及患部干绷不舒
草药		用鲜草药外敷时必须先洗净，再用1∶5 000高锰酸钾溶液浸泡后捣烂外敷；敷后应注意干湿度，干后可用冷开水或草药汁时时湿润，以免患部干绷不舒
掺药	消散药	若病变部肿势不局限者，选用箍围药较宜
	提脓祛腐药	提脓祛腐药一般含有升丹，属有毒刺激性药品，凡对升丹过敏者应禁用；对大面积疮面应慎用，以防过多地吸收升丹而发生汞中毒。此外，升丹放置陈久后使用可使药性缓和，从而减轻疼痛
	腐蚀药与平胬药	腐蚀药与平胬药一般含有汞、砒霜成分，因汞、砒霜的腐蚀力较其他药物大，在应用时必须谨慎。尤其在头面、指、趾等肉薄近骨之处，不宜使用过烈的腐蚀药物。即使需要应用，必须加赋形剂减低其药力，以免伤及周围正常组织
	祛腐生肌药	全身状态较差，气血虚衰者，还应配合内治法，以促进溃疡愈合
	生肌收口药	脓毒未清、腐肉未净时，若早用生肌收口药，则不仅无益，反增溃烂，延缓治愈，甚至引起迫毒内攻之变
	止血药	止血药一般不用于表皮糜烂、渗液较多的皮损处，用后反使渗液不能流出，容易导致自身过敏性皮炎
	清热收涩药	清热收涩药一般不用于表皮糜烂、渗液较多的皮损处，用后反使渗液不能流出，容易导致自身过敏性皮炎
酊剂		一般酊剂有刺激性，所以凡疮疡破溃后或皮肤病有糜烂者均应禁用
洗剂		凡皮损处糜烂渗液较多，或脓液结痂，或为深在性皮肤病，均应禁用

二、针灸疗法

针灸疗法包括针法与灸法，借着针刺感应与火力的温暖作用，在皮肤病的治疗中起到调和气血、温阳祛寒、活血散瘀、疏通经络、拔引蓄毒等作用。针法适用于瘰疬、湿疮、瘾疹、蛇串疮、脱疽等。灸法适用于肿疡初起坚肿，特别是阴寒毒邪凝滞筋骨而正气虚弱，难以起发，不能托毒外达者；或溃疡久不愈合，脓水稀薄，肌肉僵化，新肉生长迟缓者。

针法一般采取病变远离部位取穴，手法大多应用泻法，不同疾病取穴各异。灸法主要有2类：一种是直接灸，单纯用艾绒做艾炷置于皮肤施灸，此法因有灼痛，并容易导致皮肤出现水疱，所以比较少用；一种是隔物灸，捣药成饼，或切药成片（如豆豉、附子等做饼，或姜、蒜等切片），上置艾炷灸之。豆豉饼灸和隔姜灸、隔蒜灸等适用于疮疡初起毒邪壅滞之证，取其辛香之气以行气散邪；附子饼灸适用于气血俱虚、风邪寒湿凝滞筋骨之证，取其温经散寒、调气行血之效。施灸时灸炷的大小、壮数的多少须视疮形的大小及疮口的深浅而定。总之，务必使药力到达病所，以痛者灸至不痛、不痛者灸至觉痛为止。

三、其他疗法

其他疗法有引流法、垫棉法、熏法、熨法、热烘疗法、溻渍法、冷冻疗法和激光疗法等（表1-3-3，表1-3-4）。

表1-3-3 其他疗法的内涵及适应证

其他疗法	内涵	适应证
引流法	在脓肿切开或自行溃破后，运用药线引流、导管引流或扩创引流等法使脓液畅流，腐脱新生，防止毒邪扩散，促使溃疡早日愈合	①药线引流：适用于溃疡疮口过小，脓水不易排出；或已成瘘管、窦道；②导管引流：适用于附骨疽、流痰、流注等脓腔较深、脓液多且引流不畅；③扩创引流：适用于痈、有头疽溃后有袋脓，瘰疬溃后形成空腔或脂瘤染毒化脓等

（续表）

其他疗法	内涵	适应证
垫棉法	把棉花或纱布折叠成块以衬垫疮部，借助加压的力量，使溃疡的脓液不致发生潴留，或使过大的溃疡空腔皮肤与新肉得以黏合	①溃疡脓出不畅有袋脓；②疮孔窦道形成而脓水不易排尽；③溃疡脓腐已尽，新肉已生，但皮肉一时不能黏合
熏法	把药物燃烧后，取其烟气上熏，借着药力与热力的作用，使腠理疏通、气血流畅而达到治疗作用	肿疡、溃疡均可应用
熨法	把药物加酒、醋炒热，布包后熨摩患处，使腠理疏通而达到治疗作用	适用于风寒湿痰凝滞筋骨、肌肉
热烘疗法	在病变部位涂药后再加热烘，通过热力的作用，使局部气血流畅，腠理开泄，药物渗入，从而达到活血祛风以减轻或消除痒感、活血化瘀以消除皮肤肥厚等治疗作用	适用于鹅掌风、慢性湿疮、银屑病等皮肤干燥、瘙痒之症
溻渍法	将饱含药液的纱布或棉絮对患处进行湿敷、淋洗或浸泡，而达到不同的治疗目的	①阳证疮疡初起、溃后；②半阴半阳证及阴证疮疡；③美容、保健
冷冻疗法	利用各种不同等级的低温作用于患病部位，使之冰寒凝集，气血阻滞，病变组织失去气血濡养而发生坏死、脱落	适用于瘤、赘疣、痣、早期皮肤癌等
激光疗法	利用各种对组织有较深穿透性的不同激光治疗不同疾病，引起深部组织血管扩张，血流加快，加强机体细胞免疫作用，对人体组织起到消炎、止痛、收敛、止痒、消肿的效果，并促进肉芽组织生长，加速溃疡愈合	①二氧化碳激光适用于瘤、赘疣、痣及部分皮肤良性、恶性疾病等；②氦氖激光适用于疮疡初起及僵块、溃久不愈合、皮肤瘙痒症、蛇串疮后遗症、油风等

表1-3-4　其他疗法的注意事项

其他疗法	注意事项
引流法	①药线引流：如脓水已尽，流出淡黄色黏稠液体时，即使脓腔尚深，也不可再插药线，否则影响收口的时间； ②导管引流：导管必须固定，以防滑脱或落入疮口内；管腔如被腐肉阻塞，可松动引流管或轻轻冲洗，以保持引流通畅； ③扩创引流：扩创后须用消毒棉花按疮口大小蘸八二丹或七三丹嵌塞疮口以祛腐，并加压固定，以防止出血，以后可按溃疡处理
垫棉法	所用棉垫必须比脓腔或窦道稍大。在急性炎症红肿热痛尚未消退时不可应用，否则有促使炎症扩散之弊，应立即终止使用，采取相应的措施
熏法	随时听取患者对治疗部位与热源距离的反映，不得引起皮肤灼伤；室内烟雾弥漫时要适当流通空气
熨法	一般阳证肿疡慎用。同样需要注意听取患者对于治疗部位热感程度的反映，不得引起皮肤灼伤
热烘疗法	一切急性皮肤病禁用。室内空气应适当流通
溻渍法	用溻法时药液应新鲜，湿敷范围应稍大于疮面。温度宜在45～60℃之间。淋洗、冲洗时已经用过的药液不可再用。局部浸泡一般每日1～2次，每次15～30分钟；全身药浴可每日1次，每次30～60分钟
冷冻疗法	冷冻疗法使用后如有疼痛、水肿、水疱、出血或瘾疹发生，应做好相应的预防和处理。亦有患者可能出现色素脱失或色素沉着，一般经数月可自行消退
激光疗法	创面浅而小者，治疗后没有明显渗出及红肿反应，则不需处理，但要保持创面干净。创面较大，面积超过1平方厘米，或创面有渗液者，应使用无菌敷料包扎，并酌情用散焦二氧化碳激光或氦氖激光照射，可预防感染，加速创面愈合

老年人体质特殊，所患疾病具有鲜明的年龄特点，即便如慢性湿疹、银屑病等各年龄阶段均可见的疾病，也应当结合老年人的体质特点，对症合理用药。老年人五脏俱衰，多有气血瘀滞，处方以滋补肝肾，益气健脾，活血化瘀，疏通积滞为主，虽有风、湿、热、毒等实邪存在，亦不可一味攻邪，耗伤正气，而应当攻补兼施，标本同治。中医药在治疗皮肤瘙痒、慢性湿疹等原因不明的老年皮肤疾病时比单纯西医治疗疗效显著，能够有效降低复发率，减轻患者痛苦；对于天疱疮这类重症，也能起到良好的辅助治疗作用，减轻大量应用糖皮质激素的副作用，并巩固疗效，防止

复发。此外，中医适宜技术如针灸、拔罐、熏洗等疗法，可直达病所，也在皮肤科有良好的应用价值。但对于部分疾病，中医疗效不显，或现代医学已有更好的治疗方法，如一些皮肤恶性肿瘤可通过手术或物理疗法治愈，则不必拘泥于中医药疗法，以免延误治疗时机。

随着我国社会人口老龄化的加剧，在可以预见的将来，老年皮肤病患者将日渐增多，中医药治疗老年皮肤病将大有可为。中医药疗法与西医疗法优势互补，可以降低副作用，提高治愈率，降低复发率，减轻患者痛苦。目前临床对老年皮肤病仍缺少清晰的认识，包括老年皮肤瘙痒、慢性湿疹等发病率较高的常见疾病在内，对其病因及发病机制仍不十分清楚，尤其针对老年患者的疾病特性，相关治疗手段也颇受限制。中医药疗法对这些原因未明的难治性慢性老年皮肤病的临床实践被证明有效，应当加以甄别，筛选行之有效的策略进行临床推广，同时应当加强基础研究，推动国际社会对中医药疗法的认可。

下篇

各 论

第一章

病毒性皮肤病

第一节 单纯疱疹

一、临床表现

单纯疱疹是由单纯疱疹病毒（herpes simplex virus，HSV）感染所致的病毒性皮肤病，临床上以皮肤、黏膜发生局限性、群集性水疱为特征，好发于皮肤黏膜交界处，以唇缘、口角、鼻孔周围等处多见。初起局部皮肤发痒、灼热或刺痛，进而充血、红晕，随后出现针头或米粒大小簇集水疱群，水疱易破溃、糜烂，逐渐干燥结痂，病程7~10日。本病有自限性，但有显著的复发倾向。患者常常由于反反复复的发作而影响生活。

临床上可分为原发性单纯疱疹和复发性单纯疱疹。初次感染者为原发性单纯疱疹，约90%患者感染后无水疱等表现，因此大部分原发性单纯疱疹患者并不知道自己曾感染过此病毒。另30%~50%患者可在同一区域多次复发，则称为复发性单纯疱疹。

单纯疱疹病毒分为2型：HSV-1型和HSV-2型。HSV-1型主要和口周疱疹有关，患者和病毒携带者的疱液、唾液中可排出病毒，故可成为传染源，通过皮肤黏膜的直接接触如抚摸、接吻等和空气飞沫传播。HSV-2型主要和生殖器疱疹有关，通过性接触或新生儿围产期在宫内或产道受染，生殖器疱疹属于性传播疾病。我们平常所说的单纯疱疹，主要由HSV-1型感染引起，但也可以由HSV-2型引起。

二、病因辨证分析

本病多为外感风热邪毒，客于肺、胃二经，蕴蒸皮肤而生；或因肝胆湿热下注，阻于阴部而成；或由反复发作，热邪伤津，阴虚内热所致。发热、受凉、日晒、月经来潮、妊娠、肠胃功能障碍等常能诱发本病。

三、辨证治疗

（一）中药辨证

1. 肺胃热盛证

临床表现 多发于颜面部，以口唇鼻侧多见，皮损为群集小水疱，灼热刺痒；伴轻度周身不适，心烦郁闷，大便干，小便黄；舌红，苔黄，脉弦数。

辨证分析 鼻为肺之窍，胃经环绕面唇，风性上行，故肺胃热盛多发于面、鼻、唇。肺胃热盛，津液布散失常，则皮肤起小水疱；风热毒邪蕴蒸皮肤，则灼热；风盛则痒；轻度周身不适、心烦郁闷、大便干、小便黄、舌红、苔黄、脉弦数均为肺胃热盛之象。

治法 疏风清热解毒。

方药 辛夷清肺饮加减。辛夷10克，黄芩12克，百合18克，栀子12克，知母15克，麦冬20克，石膏12克，升麻10克，枇杷叶12克，甘草6克。

方解 方中辛夷疏风通窍；黄芩、栀子、石膏清热解毒；升麻疏风、解毒；枇杷叶清肺理气；知母、麦冬、百合养阴清热。诸药共奏疏风、清热、解毒之效，兼以养阴。

2. 肝胆湿热证

临床表现 疱疹发于阴部，易破溃糜烂，疼痛明显；伴发热，大便干，小便黄赤；舌质红，苔黄腻，脉滑数。

辨证分析 足厥阴肝经循少腹绕阴器，肝胆湿热下注阻于阴部，则见局部起疱疹；湿热蕴结，热盛皮腐，则易破溃糜烂；湿热阻滞经络，不通则痛；热盛则发热；便干溲赤、舌质红、苔黄腻、脉滑数均为湿热之象。

治法 清热利湿解毒。

方药 龙胆泻肝汤加减。大便干者，加生大黄以泻下通腑。龙胆草6克，黄芩9克，栀子9克，泽泻12克，木通6克，车前子9克，当归3克，生地黄9克，柴胡6克，甘草6克。

方解 方中龙胆草大苦大寒，既能泻肝胆实火，又能利肝胆湿热；黄芩、栀子泻火燥湿；泽泻、木通、车前子渗湿泄热，导肝经湿热从水道而出。肝乃藏血之脏，若为实火所伤，阴血亦承受之消灼，且方中诸药以苦燥渗利伤阴之品居多，故用当归、生地黄养血滋阴。肝性喜疏泄条达而恶抑郁，遂用柴胡舒畅肝胆之气，甘草调和诸药，护胃安中。

3. 阴虚内热证

临床表现 病情反复发作；伴口干唇燥，午后微热；舌红，苔薄，脉细数。

辨证分析 热毒久恋，耗伤津液，致阴虚内热，阴虚则阴阳失调，故易为诱因引起发病；口干唇燥、午后微热、舌红、苔薄、脉细数均为阴虚内热之象。

治法 养阴清热解毒。

方药 增液汤加板蓝根、紫草、生薏苡仁等。生地黄30克，玄参12克，薏苡仁20克，麦冬9克，赤芍9克，板蓝根9克，紫草9克，连翘12克，生甘草15克。

方解 方中生地黄滋阴清热；麦冬、玄参益气滋阴；赤芍、紫草凉血解毒；邪入血分，解邪需有出路，连翘透血分热邪；后以板蓝根清热解毒；湿气流连则邪气难除，加薏苡仁清利湿热，淡渗利湿。

（二）外治法

1. 火针

火针治疗可外泄火热毒邪，还可以热引热，其作用在于止痛、疏通经络、疏散凝滞等，且可通过传热效应和机械刺激减弱神经兴奋，促进血脉畅通，增强免疫功能，抑制病毒扩散等。

主穴 阿是穴（病变皮损处）、夹脊穴（病变相应神经节段及上下各

1节段的夹脊穴）、支沟穴、后溪穴、至阴穴、窍阴穴。

操作方法 选好穴位或针刺部位，并严格消毒，后在穴位上涂抹跌打万花油，施术者一手持点燃的酒精灯，另一手以握笔式持针，用细火针（直径0.3毫米）在酒精灯外焰处烧红至白亮后迅速、轻快点刺各穴位7次，重复以上操作3次，针刺完毕后再次涂抹跌打万花油。

2. 中药外洗方

（1）丘疹疱疹糜烂较重者：马齿苋30克、黄柏15克、苦参15克、白鲜皮15克、板蓝根20克，水煎湿敷患处。

（2）糜烂结痂或快要愈合者：黄柏15克、青黛15克、滑石粉15克，制成散剂，用香油调敷。

（3）治热疮多汁，用大黄散方（《太平圣惠方》）：川大黄（生用）、白蔹、赤芍、黄连、桑白皮、龙骨各15克，研磨成粉，调水湿敷患处。

（4）治热毒恶疮、臭烂久不生肌，用密陀僧散方（《太平圣惠方》）：密陀僧、雄黄、雌黄、淀粉各15克，芒硝8克，研磨成粉，煮沸6次，放凉后外洗疮口。

（5）治热毒恶疮，淋洗狼牙汤方（《太平圣惠方》）：狼牙、赤芍、白芷、黄柏、丹参各40克，川大黄15克，水煎15分钟，放凉后外洗疮口。

（6）耳尖放血：嘱患者取正坐位，取患者单侧耳轮的耳尖穴，折耳郭向前，耳郭上方的尖端处，局部常规消毒，用注射针头或一次性采血针垂直刺破皮肤1～3毫米，轻轻用手挤压皮肤放血4～10滴，隔日1次，左右耳交替，10日为1个疗程。3个疗程后观察疗效。

四、典型病例

患者刘某，女，65岁。

主诉 右臀部红斑水疱伴瘙痒、疼痛1个月余。

现病史 患者神清，精神可，右臀部新发5处黄豆大小皮肤类圆形糜烂面，基底潮红，见少量渗液，伴有疼痛、瘙痒等不适；余可见多处红棕色斑丘疹，遗留少许棕褐色色素沉着，口苦，腹胀，无头晕头痛、胸闷心悸等不适，纳一般，眠欠佳，多梦，小便调，大便难解，2～3日1行，近期体重无明显改变。舌红，舌苔双侧少苔、中见黄腻，脉滑。

中医诊断 热疮（肝胆湿热证）。

西医诊断 单纯疱疹。

治法 清热凉血，利湿解毒。

治疗

（1）中成药：川柏止痒洗剂外洗周身皮肤止痒。

（2）中医外治：耳尖放血。嘱患者取正坐位，取患者单侧耳轮的耳尖穴，折耳郭向前，耳郭上方的尖端处，局部常规消毒，用一次性采血针垂直刺破皮肤，轻轻用手挤压皮肤放血4～10滴，隔日1次，左右耳交替。

（3）中药：中药以清热凉血、利湿解毒为法，方拟清脾除湿饮加减，患者素体湿热内盛，方中大量土茯苓清热利湿，茵陈清肝胆湿热，苍术燥湿止痒，泽泻淡渗利湿；湿蕴则困脾，脾不运则气血不生，党参、白术补中益气，枳壳理气和中；"诸痛痒疮，皆属于心"，淡竹叶清心火，止痒敛疮；金银花、连翘、黄芩、栀子清三焦热毒；热郁于血，则煎熬津液，地黄可养阴清热，甘草调和诸药。具体方药如下：土茯苓30克，地黄30克，连翘15克，金银花15克，茵陈15克，泽泻12克，黄芩12克，党参15克，麸炒枳壳12克，淡竹叶9克，白术9克，栀子12克，甘草6克，苍术9克。共7剂，每日1剂，200毫升水煎服。

第二节 带状疱疹

一、临床表现

带状疱疹是一种由水痘带状疱疹病毒经再次激活引起的感染性皮肤病，以皮肤损害和神经病理性疼痛为主要表现。前驱症状可有轻度乏力、低热、食欲不振等全身症状，患处皮肤自觉灼热感或伴有神经痛，触之有明显的痛觉敏感，也可无前驱症状。典型皮损表现为沿皮节单侧分布的成簇性水疱伴疼痛，研究显示好发部位为肋间神经（53%）、颈神经（20%）、三叉神经（15%）及腰骶部神经（11%）相应的皮节。皮损沿某一周围神经区域呈带状排列，多发生在身体的一侧，一般不超过正中线。病程一般为2~3周，老年人为3~4周。水疱干涸、结痂脱落后会留有暂时性淡红斑或色素沉着。带状疱疹的主要症状为疼痛，又称为疱疹相关性疼痛，老年、体弱患者疼痛较为剧烈，疼痛性质多为针刺、烧灼、电击样疼痛。除疼痛外，部分患者还会出现瘙痒。重度瘙痒患者会因不断搔抓继发皮肤苔藓样变。

二、病因辨证分析

本病与肝、肺、脾病变及外感湿热邪毒有关；或因情志内伤，肝气郁结，久而化火妄动，以致心肝之火外炎，蕴积肌肤而发；或因肺脾湿热内蕴，蕴久外泛肌肤，再兼感受湿热邪毒而发。热毒蕴于血分，则发为红赤斑片，湿热壅阻肌肤，则起黄白水疱；湿热阻滞经络，不通则痛。若为年老体弱患者，常因血虚肝旺，湿热毒盛，气滞血凝，而致病后疼痛剧烈，且持续很久症状才能消退。

三、辨证治疗

（一）中药辨证

中医认为本病初期多为湿热困阻、毒积火盛，中期多为脾虚湿蕴，后期多为气滞血瘀。治疗初期以祛邪止痛为先，治疗后期兼顾扶正固本。采用辨证分型治疗，本病通常分为3型：肝经郁热证、脾虚湿蕴证、气滞血瘀证。

1. 肝经郁热证

临床表现　皮损鲜红，疱壁紧张，灼热刺痛；伴有口苦咽干，烦躁易怒，大便干或小便黄；舌质红，苔薄黄或黄厚，脉弦滑数。

辨证分析　肝气郁结，气郁化火，外炎肌肤，故皮损鲜红，疱壁紧张；气滞湿热郁阻，则灼热刺痛；肝为刚脏，肝经郁热，肝胆火盛则烦躁易怒；口苦咽干、大便干、小便黄、舌质红、苔黄、脉弦滑数均为热盛之象。

治法　清肝火解热毒。

方药　龙胆泻肝汤加紫草、板蓝根等。龙胆草6克，黄芩9克，栀子9克，泽泻12克，木通6克，车前子9克，当归3克，生地黄9克，柴胡6克，甘草6克。

若发于面部，加菊花以解肝毒，引药上行；大便干结者，加生大黄以通腑泻下；疼痛剧烈者，加川楝子、延胡索以疏肝理气止痛。

方解　方中龙胆草大苦大寒，既能泻肝胆实火，又能利肝胆湿热；黄芩、栀子泻火燥湿；泽泻、木通、车前子渗湿泄热，导肝经湿热从水道而出。肝乃藏血之脏，若为实火所伤，阴血亦承受之消灼，且方中诸药以苦燥渗利伤阴之品居多，故用当归、生地黄养血滋阴。肝性喜疏泄条达而恶抑郁，遂用柴胡疏畅肝胆之气，甘草调和诸药，护胃安中。

2. 脾虚湿蕴证

临床表现　皮损颜色较淡，疱壁松弛，疼痛略轻。伴食少腹胀，口不渴，大便时溏；舌质淡，苔白或白腻，脉沉缓或滑。

辨证分析　饮食不节，脾虚湿蕴，湿阻气机；蕴滞肌肤，故见皮肤起丘疱疹或水疱；湿盛于热则皮疹色较淡，疱壁松弛，疼痛略轻；脾失健运则食少腹胀，便溏；口不渴、舌质淡、苔白或白腻、脉沉缓或滑均为湿盛之象。

治法 健脾利湿。

方药 除湿胃苓汤加减。防风9克，苍术9克（炒），赤茯苓15克，陈皮9克，厚朴12克（姜炒），白术9克（土炒），猪苓15克，栀子6克（生研），木通3克，泽泻15克，滑石15克，甘草6克，肉桂3克。

方解 方中以苍术、厚朴、陈皮、甘草燥湿运脾、行气和胃；以白术、泽泻、赤茯苓、猪苓、肉桂健脾助阳、化气利水渗湿；加栀子、木通、滑石清热利湿，少佐防风散肝舒脾，祛风胜湿。诸药配伍，共奏清热除湿、健脾利水之功。

3. 气滞血瘀证

临床表现 皮疹消退后局部疼痛不止；舌质暗，苔白，脉弦细。

辨证分析 湿热毒邪虽退，但气血凝滞未解，不通则痛，故皮疹消退，疼痛不止；舌质暗、苔白、脉弦细均为气滞血瘀之象。

治法 理气活血，通络止痛。

方药 柴胡疏肝散合桃红四物汤加减。陈皮6克，柴胡6克，川芎4.5克，枳壳4.5克，芍药4.5克，甘草1.5克，香附4.5克，桃仁4.5克，红花3克，当归6克，生地黄6克。

方解 方中柴胡、香附疏肝理气，行气止痛；川芎行气兼活血；陈皮理气和胃，醋炒以入肝行气；枳壳行气止痛，疏理肝脾；芍药养肝缓急止痛；当归、生地黄养血凉血；甘草调和诸药。

（二）外治法

1. 火针

火针治疗可外泄火热毒邪，还可以热引热，其作用在于止痛、疏通经络、疏散凝滞等，且可通过传热效应和机械刺激减弱神经兴奋，促进血脉畅通，增强免疫功能，抑制病毒扩散等功效。

主穴 阿是穴（病变皮损处）、夹脊穴（病变相应神经节段及上下各1节段的夹脊穴）、支沟穴、后溪穴、至阴穴、窍阴穴。

操作方法 选好穴位或针刺部位，并严格消毒，后在穴位上涂抹跌打万花油，施术者一手持点燃的酒精灯，另一手以握笔式持针，用细火针（直径0.3毫米）在酒精灯外焰处烧红至白亮后迅速、轻快点刺各穴位7次，重复以上操作3次，针刺完毕后再次涂抹跌打万花油。

2. 针刺

主穴 阿是穴（皮损周围，距离疱疹0.5~1寸处）、夹脊穴（取与皮损相应之夹脊穴）、支沟穴、阳陵泉穴。

配穴 腰部以上病灶：曲池穴、合谷穴、外关穴；腰部以下病灶：三阴交穴、太冲穴、血海穴。

操作方法 一般仅需取主穴，疗效不明显时酌加针刺1~2个配穴。

阿是穴针法 以1.5~2寸毫针，呈25°角朝疱疹方向斜刺，按皮损范围，在周围进4~8针，略加捻转提插，有轻度得气感即可。相应夹脊穴，斜向脊柱深刺，使针感循神经分布线路传导。余穴均施提插捻转泻法，留针20~30分钟，5~10分钟运针1次。每日1~2次。

3. 拔罐

主穴 阿是穴。

操作方法 令患者选好体位，一般取卧位。然后充分暴露病灶区。用三棱针在疱疹周围刺络出血，将罐依次拔在疱疹密集簇拥之处。罐具大小依部位而选，但必须拔紧。如松弛不紧者，一定要重新吸拔。罐数按病灶范围而定，以排满为度，留罐约15分钟。罐内可吸拔出黄水和瘀血，每日1次，快者一般拔罐3~5次即可痊愈，而且不留神经病理性疼痛。

4. 刺血

主穴 阿是穴。

操作方法 常规消毒皮损部位，用三棱针沿疱疹周围转划一圈，以皮肤轻微出血为度。然后蘸雄黄酒少许，外涂于疱疹之上，每日3~5次，不计疗程。老年或体虚病久者，同时服人参败毒散，加黄芪30克，牡丹皮、赤芍各10克，每日1剂。

5. 耳穴压丸

主穴 相应部位、耳尖穴、肺、风溪耳穴、肝、胰、胆。

配穴 急性发病、病情严重者，加耳背沟；疼痛剧烈者，加神门、皮质下（肝胆火旺，外感风邪）。

操作方法 取所有主穴，并随诊选取配穴，用王不留行籽贴压，按压手法以对压或直压的手法为主，易用强刺激，耳尖用放血方法，急性期（1周内）两侧同取，缓解期和后遗症期双耳交替进行，2～3日1换，5次为1个疗程，每个疗程间隔1～2日。

6. 中药外洗方

雄黄洗剂 雄黄、明矾各20克，大黄、黄柏、侧柏叶各30克，冰片5克。上方除雄黄、冰片外，将其余药物加温水浸泡20分钟，然后文火煎30分钟，煎至300毫升左右滤出，加入雄黄、冰片粉末，充分混匀后，以不烫手为度，用纱布或脱脂棉蘸药液洗患处，每日2～3次，每次30分钟，药液洗后保留，下次加温再用。

解毒洗剂 马齿苋、透骨草、蛇床子、苦参各20克，黄柏、威灵仙各15克，荆芥、防风、川椒、艾叶各10克。以上方药加水1000毫升，煎煮取汁300毫升，温湿敷或冷湿敷于患处。每日2～3次，每次30分钟。

三黄二香散 生大黄、川黄柏、川黄连各30克，制乳香、制没药各15克。以上方药共为细末，瓶装备用。用时以细茶叶适量泡浓汁调药末成糊状，外敷患处，干则易之。

大黄五倍膏 生大黄、黄柏各2份，五倍子、芒硝各1份。以上方药共研细末，加凡士林配成30%的软膏备用。用时，常规消毒皮损部位，按皮损面积大小将药膏平摊于纱布或麻纸上约0.2厘米厚，贴敷患处，用胶布或绷带固定，隔日换药1次。

特效蛇丹膏 黄连30克，重楼50克，明雄黄60克，琥珀、明矾各90克，蜈蚣20克。先将蜈蚣放入烘箱内烧黄，然后分别取上药研磨为细粉，混匀装瓶备用。取药粉适量，用麻油调成糊状，即成膏。使用时先在皮损处以生理盐水清洗局部，再用灭菌棉球揩干，然后将本膏涂布在灭菌纱布上贴敷患处，用胶布固定。每日换药1次。

复方蜈蚣油 蜈蚣10条（切碎、晒干），明雄黄、白芷、甘草各9克，香油60克。上药共同研磨为细末，用香油浸一宿后外用。治疗时以药棉蘸药油涂抹患处。

四、典型病例

患者吴某，女，62岁。

主诉 右侧腰腹部红斑伴疼痛2日。

现病史 皮损分布于右侧腰腹部，表现为在红斑的基础上出现成簇水疱，排列为带状，皮损未超过体表正常线。水疱大部分破裂，露出糜烂面、渗液，未破溃的水疱疱壁紧张，疱液澄清，尼科利斯基征阴性。舌红，苔黄腻，脉弦滑。纳眠欠佳，二便正常。

中医诊断 蛇串疮（肝胆湿热）。

西医诊断 带状疱疹。

治法 清肝泻火解毒。

治疗

（1）中成药：加味双柏散调水外洗。方药组成：大黄、侧柏叶、黄柏、泽兰、薄荷。

（2）中医外治：火针。按操作规范进行火针治疗，每日1次，共5次，嘱患者回家按时涂抹跌打万花油。

（3）中药：中药内服以清肝泻火解毒，以龙胆泻肝汤加减，方中龙胆、栀子清泄肝火，柴胡疏肝理气，地黄清热凉血，泽泻利水渗湿，瓜蒌皮利气宽胸，当归合三七养血活血散瘀，黄芩清热燥湿，牛膝清热引药下行，乳香、没药合延胡索行气活血止痛，甘草调和诸药。具体方药如下：龙胆6克，黄芩片6克，泽泻10克，甘草片6克，三七10克，醋乳香10克，醋延胡索10克，栀子10克，北柴胡15克，当归尾6克，瓜蒌皮15克，地黄15克，牛膝10克，醋没药6克。共7剂，每日1剂，200毫升水煎服。

第三节 疣

一、临床表现

疣是由人乳头状瘤病毒（HPV）感染所引起的皮肤表面良性赘生物，可以发生在身体的各个部位，具有一定的传染性，通过直接接触患者皮肤或间接接触被污染的物体发生传染。该病可发生于各个年龄阶段。最常见的疣有4种：扁平疣、寻常疣、（掌）跖疣、丝状疣。

（一）扁平疣

扁平疣主要是由HPV-3、HPV-5、HPV-8、HPV-11等亚型所引起的病毒感染性疾病，主要见于青少年。扁平疣常发生在面部、手背和前臂（肘部至腕部）等部位，大多为突然出现，为米粒大小到绿豆大小扁平隆起的丘疹，表面光滑，质硬，呈浅褐色或正常皮色，形状有圆形、椭圆形或多角形，数量多，密集，偶可沿抓痕分布排列呈条状，无疼痛，偶有微痒。长期存在的扁平疣可融合成片。

（二）寻常疣

寻常疣常被老百姓称为"刺瘊"，与HPV-1、HPV-2、HPV-4、HPV-7型感染有关，多发生于青少年，可见于身体的任何部位，常见于手指、手背、足缘等处，表现为表面粗糙、坚硬、黄豆大小或更大的角质化丘疹。

（三）（掌）跖疣

跖疣是发生在足底的寻常疣，多由HPV-1型感染所致，其发病与外伤、摩擦及个体免疫力低下有密切关系。跖疣一般出现在足部压力点上，特别是跖骨的中部区域，也可以是其他部位。跖疣表现为表面角化，粗糙不平，多为灰褐色、灰黄色或污灰色，呈圆形，边缘清楚，周围绕以稍高增厚的角质环，角质物下方有疏松的角质软芯，周围可见小点。患者自觉不同程度的疼痛。

（四）丝状疣

丝状疣是寻常疣的一种特殊亚型，多为HPV-2型感染导致，常见于眼睑、口周及颈部，疣体呈丝状或细长状结构，根部狭窄，表面为指状突起。

二、病因辨证分析

疣类疾病辨证分析的特点在于风、热、毒、瘀。具体表现为肝旺血燥，筋气不荣，气血失和，腠理不密，复感风热毒邪，凝聚肌肤而成疣；或脾弱痰湿阻络而成。

三、辨证治疗

（一）中药辨证

1. 风热血燥证

临床表现 结节如豆，坚硬粗糙，色黄或红；舌红，苔薄，脉弦数。

辨证分析 风热之邪搏于肌肤，或肝虚血燥，筋气不荣，故结节如豆，坚硬粗糙，色黄或红；舌红、苔薄、脉弦数为风热血燥之象。

治法 养血活血，清热解毒。

方药 治瘊方加减。熟地黄10克，何首乌15克，杜仲15克，赤芍6克，白芍6克，牛膝15克，桃仁12克，红花6克，赤小豆20克，白术10克，穿山甲6克（先煎）〔鳖甲代10克（先煎）〕。咽喉疼痛者，加牛蒡子以解毒利咽；大便秘结者，加生大黄以通腑泻下。

方解 方中熟地黄、何首乌滋阴填髓；杜仲、牛膝滋补肝肾；赤芍、白芍凉血活血；桃仁、红花活血化瘀；赤小豆清热凉血；白术健脾固表；

穿山甲软坚散结。穿山甲是国家一级保护野生动物，2020年版《中华人民共和国药典》已将其删除，因此不再于临床中使用。此证为风热血燥，可选用味甘、咸，性寒的鳖甲替换。

2. 肝郁痰凝证

临床表现 疣起日久，质地较硬，色暗褐；伴有性情烦闷易怒，胸闷不适，纳食不香；舌淡红，苔白，脉弦。

辨证分析 肝郁则气血运行不畅，津液不行，凝结为痰，痰随气结，留于肌肤，故疣起日久，质地较硬，色暗褐；肝郁则性情烦闷易怒；痰凝则胸闷不适，纳食不香；舌淡红、苔白、脉弦为肝郁痰凝之象。

治法 疏肝活血，化痰软坚。

方药 治疣汤加减。柴胡12克，桃仁10克，红花10克，当归10克，熟地黄10克，白芍10克，川芎10克，板蓝根15克，龙骨30克（先煎），牡蛎30克（先煎），穿山甲30克（先煎）〔鳖甲代10克（先煎），莪术10克〕。

方解 方中柴胡疏肝理气；桃仁、红花活血化瘀；当归、川芎养血疏风；熟地黄养血滋阴；白芍柔肝理气；板蓝根清热解毒；龙骨、牡蛎、穿山甲软坚散结。穿山甲可用鳖甲代替，同时加用味辛、苦，性温的莪术增强行气破血、解毒之效。

3. 湿毒内蕴证

临床表现 皮疹色偏红，或有糜烂、渗出、恶臭、瘙痒；伴口干纳差，腹胀，大便不畅，溲赤；舌红，苔腻，脉濡。

辨证分析 湿毒内蕴，复感外邪，郁于肌肤则生红色皮疹，湿重则有渗液；湿毒化腐则泄臭，糜烂；湿毒互结日久则气血瘀滞而生硬结；湿毒流注皮肤则瘙痒；湿热上蒸则苔黄腻；热邪上涌于舌则舌红；血脉为湿邪所困则脉濡；热重则口干，湿热内蕴，脾失健运则纳差、腹胀、大便不爽；湿热下注则溲赤。

治法 清热除湿，活血解毒。

方药 马齿苋合剂加减。马齿苋20克，败酱草15克，板蓝根10克，木贼15克，紫草10克，生薏苡仁20克，红花9克，赤芍12克，香附9克。

有糜烂、渗出加蒲公英、黄柏、泽泻、地肤子；瘙痒明显加苦参、白鲜皮。

方解 方中马齿苋、板蓝根清热解毒；败酱草透毒排脓；木贼疏风止痒；紫草凉血消斑；生薏苡仁清热利湿；香附理气除湿；赤芍、红花行气活血。

（二）外治法

1. 火针

主穴 疣状皮肤处。

操作方法 选好穴位或针刺部位，并严格消毒，后在穴位上涂抹跌打万花油，施术者一手持点燃的酒精灯，另一手以握笔式持针，用细火针（直径0.3毫米）在酒精灯外焰处烧红至白亮后迅速轻快点刺各穴位7次，重复以上操作3次，针刺完毕后再次涂抹跌打万花油。

注意事项 针尖直达皮损的基底部，注意针不可刺入过深。

2. 麦粒灸

主穴 疣状皮肤处。

操作方法 患者摆好体位，充分暴露要施灸的部位；将选取的艾绒搓成形似麦粒状大小（0.3厘米×0.4厘米）的艾炷，用镊子夹持好艾炷并将线香点燃后固定于暴露的腧穴上；当观察到艾炷燃烧至2/3或患者感觉微有灼痛感时，及时更换新的艾炷，具体以局部皮肤透热和潮红为度。2周为1个疗程。

3. 中药外洗方

马齿苋外洗方 马齿苋60克，蜂房10克，苦参10克，苍术15克，蛇床子30克，白芷9克，细辛3克，板蓝根30克。上方煎20分钟，待温擦洗患处20分钟，适用于扁平疣、多发性寻常疣、尖锐湿疣。

中成药六神丸 取六神丸数粒，用干净白纸包裹住并捻碎，倒入食匙中加米醋少许，使之变为黏稠状待用。睡前用毛巾热敷患处10分钟，使疣表面软化，然后将药液敷搽于上，尽量完全覆盖，翌晨洗净患处，7日为1个疗程。

鸦胆子散酒 鸦胆子50克，蛇床子10克，大黄10克，米仁10克，上药研末，用体积分数为75%的乙醇250毫升浸泡1个星期后备用。用药液外洗扁平疣，每日3~5次，连续外洗7~14日。

骨碎补酒 骨碎补50克放入体积分数为75%的乙醇500毫升中浸泡14日，使用时用温水敷于患处，每日6次。

红花蝉蜕酒 红花1克，地肤子、白鲜皮、明矾、蝉蜕各2克，上药研成细末，加体积分数为75%的乙醇50毫升密封，浸泡3日后滤去药渣取汁，使用时，用药棉蘸取药液反复涂搽在疣体上，每日5~6次。

四、典型病例

患者张某，女，2017年3月11日就诊。

主诉 颜面部扁平疣多发2年。

现病史 2年前患者眼眶周围出现黑色疣状物，不以为意，后逐渐增多，向两颊蔓延，略有痒感，经外用药物治疗效果差。近日瘙痒加重，前来就诊。刻下症见：面部两颊可见扁平丘疹，近目眶处为甚，色暗红偏灰，诉瘙痒难忍，夜寐不安，纳谷尚可，二便调，矢气多，舌淡紫，苔白，脉细。

中医诊断 扁瘊。

西医诊断 扁平疣。

治法 益气化湿，解毒消疣。

方药 薏苡仁30克，半枝莲30克，蝉蜕6克，升麻10克，片姜黄10克，白花蛇舌草20克，生黄芪20克，蚕沙20克（包煎），白僵蚕10克，生甘草10克，芙蓉叶10克。共7剂。

二诊 2017年3月18日。病史同上，药后症减，患者诉单个扁平丘疹面积缩减，隆起减轻，皮疹处现暗褐色色素沉着，亦无新发，瘙痒减轻，纳、便调。舌质淡红，苔白，脉细。

方药 上方加炒白术15克。共14剂。

三诊 2017年4月2日。病史同上，皮肤扁平丘疹渐消，疹处色素沉着面积缩小，颜色变淡为黄斑色，纳、便调，矢气多。舌淡红，苔白，脉细。

治法 益气养血，化湿解毒。

方药 生黄芪30克，当归20克，薏苡仁30克，炒白术20克，蝉蜕6克，连翘15克，白僵蚕10克，茯苓20克，炙甘草6克，炒麦芽30克。共7剂。

上方加减治疗2个月后，患者颜面部扁平疣基本消退，肤色正常。

第二章

细菌性皮肤病

第一节 痈

一、临床表现

痈是指发生在皮肉之间的急性化脓性疾病。本病的特点是局部光软无头,红肿疼痛(少数初起皮色不变),肿胀范围多在6~9厘米,发病迅速,易肿、易脓、易溃、易敛,多伴有恶寒、发热、口渴等全身症状,一般不会损筋伤骨,也不会造成陷证。本病相当于西医的皮肤浅表脓肿、急性化脓性淋巴结炎,通常由细菌(葡萄球菌和链球菌常见)、真菌或病毒感染引起,也可发生于接种卡介苗后。本病常常是口腔脓肿、上呼吸道感染、阑尾炎或伤口感染引起局部引流的淋巴结发生化脓性炎症,最常见于浅表淋巴结,特别是腋窝和腹股沟淋巴结,根据病位的不同,有颈痈、腋痈、脐痈、胯腹痈和委中毒等。

二、病因辨证分析

外感六淫邪毒,或皮肤受到外来伤害感染毒邪,或过食膏粱厚味,聚湿生浊,邪毒湿浊留阻肌肤,郁结不散,使营卫不和,气血凝滞,经络壅遏,化火为毒而成。

三、辨证治疗

（一）中药辨证

1. 风热毒盛证

临床表现 初起时皮肉间突然肿胀，表皮灼红，疼痛，逐渐高肿；可伴有发热、恶寒、头痛等；舌红，苔薄黄，脉浮数。

辨证分析 发病迅速，局部灼红，乃火热之象；高肿、疼痛乃气血凝滞，邪热壅聚所致；邪气在表，营卫不和，故恶寒，发热，头痛，脉浮数。

治法 祛风清热，行气活血。

方药 仙方活命饮加减。白芷6克，贝母6克，防风6克，赤芍6克，当归尾6克，甘草6克，皂角刺6克（炒），穿山甲6克（炙）〔猪蹄甲代10克（先煎）〕，天花粉6克，乳香6克，没药6克，金银花9克，陈皮9克。

方解 方中金银花最善清热解毒疗疮，又以当归尾、赤芍、乳香、没药、陈皮行气活血通络，消肿止痛，共为臣药。疮疡初起，其邪羁留于肌肤，白芷、防风相配，通滞而散其结，使热毒从外透解；贝母、天花粉清热化痰散结，可使脓未成即消；穿山甲、皂角刺通行经络，透脓溃坚；甘草清热解毒，并调和诸药；煎药加酒者，借其通瘀而行周身。诸药合用，共奏清热解毒、消肿溃坚、活血止痛之功。方中穿山甲可用猪蹄甲替代，猪蹄甲味咸、性寒，功擅清热解毒、生肌止血、消肿止痛、祛风通络。现代药理学研究显示猪蹄甲水溶性成分与穿山甲成分相似。

2. 湿热火毒证

临床表现 患处肿热高突，痛如鸡啄；纳呆口苦，壮热不退，若局部中软应指，则示脓已成；舌红，苔黄厚，脉滑数。

辨证分析 热毒壅盛，热生腐肉，则肿势逐渐高突，疼痛加剧，痛如鸡啄；肉腐为脓，则按之中软应指，壮热持续不退；舌红、苔黄厚、脉滑数为湿热火毒之象，脓本气血所化生，正气充足则迅速引血外腐，气血虚弱者患处化脓亦较为迟缓。

治法 清热活血，托毒透脓。

方药 黄连解毒汤合透脓散加金银花、连翘、蒲公英。黄连2克，黄芩9克，黄柏9克，栀子6克，生黄芪30克，炒穿山甲6克〔猪蹄甲代10克（先煎）〕，川芎9克，皂角刺15克，金银花12克，连翘9克，蒲公英15克。

方解 热毒壅盛，黄芩泻肺火于上焦，黄连泻脾火于中焦，黄柏泻肾火于下焦，栀子泻三焦之火从膀胱出；金银花、连翘、蒲公英清热解毒，清气分之火热以助消痈；生黄芪益气托毒，鼓动血行，为"疮家圣药"；川芎活血补血，养新血而破积宿血；穿山甲消肿排脓，溃散坚结，以达消散脉络中之积，祛除陈腐之气之功。

3. 肝郁痰火证

临床表现 腋窝肿胀、疼痛，上肢活动不利；伴发热，心烦，头痛，口苦咽干，大便秘结，小便黄赤；舌红，苔黄，脉弦滑数。

辨证分析 肝郁气滞，郁久化火，气郁痰火之邪阻滞腋窝经络，气滞血瘀而成痈；热毒蕴结，经络不利，故上肢活动不利；痰火内蕴，故发热，心烦，口苦咽干，大便秘结，小便黄赤；舌红、苔黄、脉弦滑数均为痰火之象。

治法 清肝解郁，解毒消肿。

方药 柴胡清肝汤加减。柴胡9克，当归6克，防风6克，牛蒡子9克，川芎9克，生地黄12克，生栀子12克，连翘12克，黄芩12克，赤芍15克，天花粉15克。

方解 柴胡善清少阳之火，能解肌表之热；牛蒡子、防风能疏风解毒；黄芩、栀子、连翘、生地黄清热利湿解毒；川芎、当归、赤芍活血通络。典型病例方中加珍珠母、延胡索、磁石增强重镇安神止痛、行气活血通络之功；蒲公英加强清热利湿解毒之效；钩藤为引药，上达巅顶，外走肌腠。

4. 风热痰毒证

临床表现 颈侧或耳下、缺盆处白肿、热、痛，疼痛牵引肩部及上臂，肿块形如鸡卵，活动度差；伴有恶寒发热，头痛，咳嗽；舌质淡红，苔黄，脉浮数。

辨证分析 外感风热痰毒之邪，蕴结于颈侧，阻于少阳、阳明之络，气血运行受阻而成肿块；风热犯表，故有恶寒发热、头痛；风邪犯肺，故有咳嗽；舌质淡红、苔黄、脉浮数为风热表证之象。

治法 祛风清热，化痰消肿。

方药 牛蒡子解肌汤加减。牛蒡子9克，薄荷3克，荆芥12克，连翘9克，栀子9克，牡丹皮9克，石斛9克，玄参9克，夏枯草9克。

方解 方中牛蒡子辛散风热，解毒消肿；薄荷、荆芥疏风散邪，以增强牛蒡子疏散风热之力，使邪从表解；连翘、夏枯草清热解毒，散结消痈；牡丹皮、栀子、玄参清热泻火，凉血散血；玄参与石斛相配可滋阴清热。诸药合用，共奏疏风清热、凉血消肿之功。

5. 肝胃火毒证

临床表现 颈部白肿（或红肿）、热、痛，肿势散漫，连及前颈、后项或耳下，硬结疼痛；伴高热，口渴欲饮，大便秘结，小便黄赤；舌红，苔黄腻，脉弦滑数。

辨证分析 肝胃火毒挟痰上攻，循经蕴结于颈部，故肿势散漫，硬结疼痛；内热炽盛，故高热，口渴欲饮；阳明热甚于内，故口渴，高热烦躁，大便秘结；舌红、苔黄腻、脉弦滑数为痰热火毒炽盛之象。

治法 清热解毒，化痰消肿。

方药 普济消毒饮加减。黄芩12克，黄连3克，牛蒡子12克，玄参20克，桔梗9克，板蓝根15克，升麻6克，柴胡6克，马勃12克，连翘9克，陈皮12克，僵蚕9克，薄荷6克，甘草6克。

方解 黄芩、黄连清热解毒，分治肺胃热毒；配伍牛蒡子、薄荷、连翘、僵蚕，清热解毒，疏散风邪；板蓝根、马勃、玄参、桔梗清利咽喉以散结；温热病邪搏结气血，影响津液运行，陈皮理气化湿；升麻、柴胡既能清解热毒，又能升阳散火，取"火郁发之"之义；佐以甘草缓和药性，保护脾胃，调和诸药。全方清疏并用、升降同施。

6. 气虚夹湿证

临床表现 患处脓出，症状减轻，排脓通畅，肿消痛止，或脓出而疮口四周仍坚硬，流脓不畅，或脓水稀薄，疮面新肉不生，不易收口。

辨证分析 溃后若气血充足，则排脓通畅，肿消痛止；疮口过小或有袋脓，则脓出而疮口四周仍坚硬不消，流脓不畅；脓血大泄，气血耗伤，体质虚弱，生肌无力则见脓水稀薄，疮面新肉不生，不易收口。

治法 调补气血，益气托毒。

方药 托里消毒散加减。生黄芪30克，当归15克，金银花15克，皂角刺10克，白芷10克，川芎10克，白芍15克，桔梗6克，人参15克，白术15克，茯苓15克，甘草6克。

方解 方中黄芪益气固表，托毒排脓；人参、白术、茯苓、甘草补气健脾；当归、白芍、川芎补血活血；白芷、皂角刺治疗溃疡排脓。诸药合用，共奏补益和血、托里排脓之功。

（二）外治法

1. 刺血拔罐

操作方法 步骤一：于痈处做常规消毒。步骤二：用普通针灸针在患处内缘的12点、3点、6点和9点处向中心斜刺进针，深度根据患处的解剖结构而定，臀部可以深刺，背部应浅刺，以免造成气胸。不留针，出针时摇大针孔，再于患处中心或脓头处以三棱针点刺破皮即可（若已溃疡者则无须三棱针点刺）。步骤三：迅速将玻璃罐吸附于患处，留罐10～15分钟，吸出1～5毫升脓血液或黄色透明液体。步骤四：起罐后用消毒纱布将吸出的液体擦干，外敷创可贴，避免患处与衣服摩擦。

2. 中药外洗方

中成药六神丸 取六神丸数粒，用干净白纸包裹住捻碎，倒入食匙中加米醋少许，使之变为黏稠状待用。睡前用毛巾热敷患处10分钟。

验方一 天仙子15克，黄连20克，大黄50克，蜈蚣10条，栀子50克，将上药加入体积分数为75%的乙醇200毫升中，浸泡1日，再加入猪胆汁200克，搅匀备用，将浸出液涂于患处，每日4～6次，脓出涂疮面周围即可。

验方二 青黛、朱砂各30克，冰片15克，升丹5克，共研磨为细末，混匀。另取蒲公英、夏枯草各50克，煎汁适量，与上药共调为糊，涂于患处。

验方三 芒硝50克，急性子25克，鲜白蒺藜25克，金银花30克，鲜蟾皮2张，共捣成泥，加适量炒小麦粉及高度白酒，调糊贴敷患处。

四、典型病例

患者罗某，男，2001年10月22日初诊。

主诉 右侧"睾丸炎"1周。

现病史 右侧睾丸胀痛，局部红肿，痛引两侧腹股沟，触之较硬但不热，患者自觉局部受冷后疼痛更明显，纳可，二便正常。舌质淡、偏黯，苔灰腻，脉弦滑。

中医诊断 子痈（寒凝气滞证）。

西医诊断 睾丸炎。

治法 行气活血，疏肝理气。

治疗 中医以行气活血、疏肝理气为法，方拟木香蜈蚣散合四逆散加味，方中木香辛温无毒，李时珍谓其乃"三焦气分之药，能升降诸气……气滞者宜之，乃塞者通之也"；蜈蚣辛温有毒，专走肝经血分，《名医别录》谓其能"去恶血"，《本草纲目》谓其能治"小儿惊厥风搐，脐风口噤，丹毒，秃疮，瘰疬"，可见本品有以毒攻毒、祛风解痉、活血通络之功，二者相伍，有木香入三焦气分以畅通气机，开其滞塞；蜈蚣入血分以解毒止痉，活血通络；小茴香直入肝经，散寒止痛；再配疏肝理气之有效方剂四逆散，恢复肝气通畅，则气行血行。全方用黄酒为引送服，旨在辛温走窜，以行药力。如此配伍共呈行气散寒、疏肝理气之效，使气血流通而无壅滞之患，则肿痛自愈。具体方药如下：木香10克，蜈蚣3克，银柴胡15克，枳壳15克，白芍15克，甘草15克，小茴香15克，黄酒300克。方中木香、蜈蚣焙干后研成细末，分为21份，每日3次，每次1份，余5味煎汤，上粉兑黄酒100克送服，每日1剂，共3~6剂。

上方连服1周后来告，肿痛全消。

第二节 毛囊炎

一、临床表现

毛囊炎为化脓性球菌侵入毛囊所导致的毛囊或毛囊周围的炎症,初起于毛囊口,发生炎性红色丘疹,微有痒感,很快即变成小脓疱,痒痛相兼,数日后干燥结痂而愈。若由毛囊侵入深部组织,常破坏毛乳头,使毛发脱落不再生长。中医学因其发病部位不同而名称亦异,发于枕部者谓"发际疮",发于臀部者谓"坐板疮"。如《医宗金鉴·外科心法》中的"发际疮"记载:"此症生项后发际,形如黍豆,顶白肉赤坚硬,痛如锥刺,痒如火燎,破津脓水,亦有浸淫发内者。"又如"坐板疮"记载:"此症一名风疳,生于臀腿之间,形如黍豆,色红作痒,甚则焮痛延及谷道,势如火燎。"

二、病因辨证分析

本病多因湿热内蕴,外感毒邪,湿热毒邪郁于肌肤而发病;或素体气阴两虚,腠理不密,卫外不固,复感风邪所致。

三、辨证治疗

(一)中药辨证

1. 湿热内蕴证

临床表现 头部或躯干、四肢有散在米粒大淡红色、与毛囊一致的炎性丘疹或小脓疱,自觉疼痛刺痒。舌质微红,苔薄,脉弦。

辨证分析 营气不从,逆于肉理,乃生痈疽;气机不畅,日久致瘀生湿痰,瘀热互结熏蒸肌肤,乃生丘疹化脓,湿热、瘀血凝滞,则见囊肿结节；舌质微红、苔薄、脉弦为湿热内蕴之象。

治法 清热解毒，除湿止痒。

方药 金银花15克，连翘15克，大青叶10克，蒲公英10克，茯苓10克，薏苡仁15克，防己10克，车前草10克，白鲜皮15克，防风10克，甘草10克。

方解 方中金银花、连翘、大青叶、蒲公英清热解毒；茯苓、薏苡仁、防己、车前草健脾除湿；白鲜皮、防风疏风止痒；甘草解毒，调和诸药。

2. 气阴两虚证

临床表现 素体虚弱，面色苍白，口干唇燥，午后微热，食少纳差，躯干及四肢有散在炎性丘疹或脓疱，与毛囊一致。舌质淡，苔薄白，脉沉细或迟。

辨证分析 热毒久恋，耗伤津液，致阴虚内热，阴虚则阴阳失调，久病耗气，气虚则疮口难收，故易为诱因引起发病；口干唇燥、午后微热、舌质淡、苔薄白、脉沉细或迟为气阴两虚之象。

治法 清热解毒，养阴益气。

方药 黄芪15克，党参15克，干生地黄15克，麦冬15克，天冬15克，金银花15克，连翘15克，野菊花10克，紫花地丁10克，板蓝根10克。

方解 方中黄芪、党参、干生地黄、麦冬、天冬养阴益气；金银花、连翘、野菊花、紫花地丁、板蓝根清热解毒。

（二）外治法

1. 火针

火针治疗可外泄火热毒邪，且可以热引热，其作用在于止痛、疏通经络、疏散凝滞等，且可通过传热效应和机械刺激减弱神经兴奋，发挥促进血脉畅通、增强免疫功能、抑制病毒扩散等功效。

主穴 皮损（丘疹、脓疱）顶部中央或基底部。

操作方法 患者选择合适的体位，充分暴露皮损部位，用碘伏棉球在针刺部位消毒；用酒精灯对针具进行烧针操作，烧针从针身到针体，以通红为度；烧针后立即进针，要迅速、准确地进入针刺部位（每秒针刺1～3下，每个皮损针刺3～5下，针刺深度根据皮损深度判断，一般不超过皮损基底部），并迅速出针，最后用干棉签稍挤压皮损周围，挤出内容物；治疗后叮嘱患者勿搔抓与沾水。

2. 挑治

主穴 沿背部脊柱两旁每个棘突平面各旁开两横指，从第1胸椎到第12胸椎，相当于针灸学足太阳膀胱经第一侧线的脏腑背俞穴部位。

操作方法 皮肤常规消毒后，用三棱针在上述部位挑刺，每侧10～12针，各挤出一滴血，然后用无菌干棉球擦净。隔日进行1次，10次为1个疗程，有效者可继续挑刺，直至痊愈。

3. 中药外洗方

验方一 苍耳子60克，雄黄15克，明矾30克。（《朱仁康临床经验集》）

每日用药1剂，煎水半盆，用小毛巾蘸水，反复溻洗患处。每次洗15分钟，每日洗4～5次，洗时略加温，洗前须剪平毛发、剃去胡须等。

验方二 马齿苋、野菊花各30克，黄柏15克。（《常见病中草药外治疗法》）

上药加水适量，煮沸后热敷并外洗。

验方三 芫花、川椒各15克，黄柏30克。（《医宗金鉴》）

将上药碾成粗末，装于纱布袋内，加水2 500～3 000毫升，煮沸30分钟，用小毛巾蘸药汤溻洗患处。每日1～2次，10日为1个疗程。

验方四 黄柏15克，雄黄、苍耳子各10克。（《皮科便览》）

将上药水煎为液，趁热熏洗患处。每日进行1次，10次为1个疗程。

四、典型病例

患者陈某，男，2003年8月10日初诊。

主诉 头顶部反复出现红色丘疹、斑块1年余。

现病史 患者神清，精神可，头顶部见一直径约5厘米的圆形斑块，部分皮损结痂，斑块周边见散在绿豆大小脓点，部分可见头发缺失，未见明显水疱、渗液、糜烂，轻微瘙痒，自觉斑块处有异物感，无疼痛。无发热恶寒、头晕头痛等不适。纳眠可，二便可。头皮病损病理活检结果示：头皮毛囊炎伴表皮破溃。

中医诊断 皮肤类病（湿热浸淫证）。

西医诊断 毛囊炎。

治法 清热利湿。

治疗

（1）中成药：川柏止痒洗剂外洗止痒。

（2）中医外治：嘱患者取正坐位，取患者单侧耳轮的耳尖穴，折耳郭向前，局部常规消毒耳郭上方的尖端处、百会穴、单侧大敦穴，用一次性采血针垂直刺破皮肤，轻轻用手挤压皮肤放血4～10滴，隔日进行1次，左右耳交替。

（3）中药：中药以清热利湿为法，用自拟方，方中厚朴、陈皮燥湿消痰，猪苓健脾利湿，泽泻、滑石清热利湿，白术健脾祛湿，栀子清热解毒，肉桂补肾助阳，车前草利水渗湿，甘草调和诸药，苍术理气燥湿，防风祛风止痒。具体方药如下：姜厚朴10克，白术10克，车前草10克，防风10克，陈皮10克，滑石10克，甘草片6克，猪苓15克，泽泻15克，栀子10克，苍术12克，肉桂3克。共12剂。

复诊 患者头顶部术口干洁，未见明显渗血、渗液，原斑块表面可见痂皮附着，局部可见头发缺失，未见明显脓疱、水疱、渗液、糜烂，轻微瘙痒，无疼痛、发热恶寒、头晕头痛等不适症状。纳眠可，二便可。

第三节 睑腺炎

一、临床表现

睑腺炎俗称"麦粒肿""偷针眼""眼边痛",是眼睑腺体的急性化脓性炎症,系葡萄球菌感染所致。中医认为此病为脾胃热毒太盛,上攻于眼所致,春季多发。被感染的腺组织的不同部位有内外之分,如系睫毛毛囊所属的皮脂腺发生感染,称为外睑腺炎;如系睑板腺受累,则叫内睑腺炎。因此睑腺炎分为外睑腺炎和内睑腺炎2型。

1. 外睑腺炎

病变位于睑缘睫毛毛囊的皮脂腺,局部红肿热痛,可触及硬结,有压痛。如位于外眦部,会压迫静脉回流,使眼睑及附近的球结膜红肿加重,数日后可在眼睑皮肤上出现黄白色脓点,自行刺破出脓后症状消退。若进展为眼睑脓肿或蜂窝组织炎,还会出现怕冷、发热等全身反应。

2. 内睑腺炎

病变位于睑板腺,外显症状不如外睑腺炎显著,但因睑板组织致密,局部疼痛较剧烈。翻转眼睑,在眼结膜上可见黄白色脓点,数日后脓液从结膜面穿破流出而愈。

二、病因辨证分析

本病多由风邪外袭,客于胞睑化热,风热壅阻于胞睑、皮肤、肌腠之间,灼烁津液,变生疮疡,故发为本病;或过食辛辣炙爆之物,脾胃积热,循经上攻胞睑,致营卫失调,气血凝滞,局部化热酿脓;或余邪未尽,热毒蕴伏;或素体虚弱,卫外不固,易感风邪,常反复发作。

三、辨证治疗

（一）中药辨证

1. 风热外袭证

临床表现 病初起，局部微有红肿痒痛，并伴有头痛、发热、全身不适等；舌苔薄白，脉浮数。

辨证分析 风与热邪皆能致痒，风胜、热胜亦皆致肿。今风热之邪客于胞睑，故胞睑红肿而痒。所见全身症状，均为风热袭表之象。

方药 银翘散加减。金银花15克，连翘15克，竹叶9克，芦根9克，生甘草6克，薄荷6克（后下），淡豆豉7克，荆芥穗9克，桔梗9克，牛蒡子9克。本病初起证偏风重者，可加桑叶9克、菊花12克；证偏热重者，可去荆芥穗、淡豆豉，加入黄连6克、黄芩12克以助清热解毒。

方解 重用连翘、金银花为君药，辛凉解表，清热解毒，又可散发芳香避秽；薄荷、牛蒡子疏散风热，清利头目，且可解毒利咽；荆芥穗、淡豆豉有发散解表之功，助君药发散表邪，透热外出；竹叶清热除烦，清上焦之热，芦根功在清热生津，桔梗可宣肺止咳，三者同为佐药；甘草调和诸药。

2. 热毒上攻证

临床表现 胞睑局部红肿，硬结较大，灼热疼痛；伴有口渴喜饮，便秘溲赤；苔黄，脉数。

辨证分析 脾胃蕴热，积久热毒上攻胞睑，阻滞脉络，营卫失调，故疖肿红赤疼痛。内热重，故伴口渴喜饮、便秘溲赤、苔黄、脉数等症。

方药 泻黄散合清胃散加减。生石膏15克，炒栀子6克，黄连6克，防风12克，生地黄12克，牡丹皮12克，藿香18克（后下），当归12克，升麻12克，生甘草9克。

方解 方中石膏、炒栀子清脾胃积热；黄连泻火解毒；防风助散伏火；生地黄、牡丹皮、生甘草凉血清热；藿香理气，当归和血，二药调和营卫；升麻清热解毒，引药入阳明，共奏清热泻火解毒之功。

3. 脾胃伏热证

临床表现 睑腺炎反复发作，但诸症不重。或见面色无华，神倦乏力；舌淡，苔薄白，脉细数。

辨证分析　原患针眼，余邪未清，脾胃伏热，不时上攻胞睑，阻滞脉络。

方药　清脾散加减。生石膏15克，栀子9克，黄芩9克，防风9克，薄荷6克（后下），升麻9克，赤芍9克，枳壳9克，藿香12克（后下），陈皮9克，生甘草5克。

方解　方中石膏、栀子、黄芩清脾胃积热，为主药；防风、薄荷、升麻助主药发散郁伏之火；赤芍凉血，散血分瘀热；枳壳、藿香、陈皮、甘草理气和中，振复脾胃气机。诸药合用，共奏泻脾伏火、调理脾胃气机之功。

4. 脾胃气虚证

临床表现　睑腺炎反复发作，基底部色淡，触之不痛。或见面色无华，神倦乏力；舌淡胖，苔白，脉弱。

辨证分析　脾胃虚弱，气血不足，正气不固，时感外邪，以致本病反复发作。

方药　四君子汤加减。党参15克，茯苓15克，白术12克，炙甘草9克，当归9克，白芍9克，山楂9克，神曲9克，麦芽12克。

方解　方中四君子汤健脾祛湿，益气和胃，加当归、白芍、山楂、神曲、麦芽健脾消积，和血消滞，配伍解毒排脓之品，标本兼顾，以收扶正祛邪之效。

（二）外治法

1. 刺血疗法

主穴　①耳尖，太阳穴，足中趾尖，曲池穴（任选2～3个穴位，或其中的阳性反应穴）。②背部反应点：在背部第1至第7胸椎旁开3寸范围内寻找反应点，一般为压痛点、丘疹或红色突起等。③肩胛骨反应区刺血：在肩胛区找反应点，形似丘疹，如针尖大小，像血管瘤一样略高于皮肤，呈淡红色、褐色或灰白色，压之不褪色。

操作方法　对皮肤常规消毒后，用三棱针在上述部位挑刺，或以静脉采血针迅速点刺局部反应点，每侧刺10～12针，并各挤出一滴血，然后用无菌干棉球擦净。

2. 绑扎中指法

主穴 中指指尖。

操作方法 取一段丝光棉线（现缝衣服的线，古书上建议用麻线），若左侧患有眼睑炎（无论上眼睑炎或下眼睑炎），则在右手中指的指根处用线绕2圈扎好，其松紧以指尖不出现紫瘀为好，或用1根牙签能塞过为度。不可过松，否则效果不佳，一般一夜之后症状即可明显改善或痊愈；也不可过紧，若见指发冷、剧痛等缺血性征兆，则为缠指过紧所致，应略松一些。对侧交换绑扎。亦可在无名指第3指骨处绑扎，适用于急性病初始时的未化脓者。

3. 针刺疗法

选穴 肝俞穴。

操作方法 患者俯卧位，取患侧肝俞穴，双侧发病取双侧肝俞穴。直刺进半寸左右，得气后强刺激泻法行针，然后不留针，缓慢出针，摇大针孔，出针后不要按压针孔，要用手挤压穴位周围，使针孔出血五六滴即可。

选穴 臂臑穴。

操作方法 直刺，提插泻法行针，留针20分钟，每日1次。

4. 中药外洗方

验方一 蒲公英60克，野菊花15克，水煎服，每日1剂，头煎内服，二煎熏洗患处，每日数次。

验方二 蛇蜕放陈醋内泡数日，取出，剪成5毫米×8毫米的块状，贴在睑腺炎病灶突出的中央部位，上盖浸有醋的棉片，外用胶布固定。24小时换1次，至痊愈为止。

验方三 鸭跖草（又名竹节草、竹叶草、寒竹菜、水竹草）茎1枝（或1段）洗净，倾斜度为45°；放酒精灯上燃烧一端，即见下端有水泡沫液流出，随即将流出的液体滴涂于睑结膜及睑缘（睑腺炎之局部肿胀处及周围）、睑皮表面，反复数次滴入。每日滴2～3次。如睑腺炎的脓未成熟时，一面服药，一面用热毛巾温敷患处，每次15分钟，每日3次，可促使其成熟。

四、典型病例

患者李某，女，72岁。

主诉 反复睑腺炎4个月。

现病史 患者右侧上眼睑有1个大小约0.5厘米×0.3厘米的红肿块，烦躁易怒，夜寐欠安，多俯卧，手足心热，纳可，小便黄，大便干，时为羊粪状，每日1行。舌红，苔厚腻，脉数。

中医诊断 针眼（食积内热、心肝火旺证）。

西医诊断 睑腺炎。

治法 清心运脾，疏肝清热。

治疗

（1）中医外治：耳尖放血。嘱患者正坐位，取患者单侧耳轮的耳尖穴，折耳郭向前，于耳郭上方的尖端处，局部常规消毒，用一次性采血针垂直刺破皮肤，轻轻用手挤压皮肤放血4~10滴，隔日进行1次，左右耳交替。

（2）中药：方选导赤散合泻黄散加减。方中石膏、栀子为君药，两者相配，清上彻下，石膏辛寒以清热，栀子苦寒以泻火，引热下行，从小便而解。生地黄、防风、藿香、苍术、茯苓、厚朴、牡丹皮、黄芩为君，生地黄入心、肾经，甘凉而润，清心热且有凉血滋阴之功；防风运用"火郁发之"之理，其味辛温发散，清中有散，降中有升；牡丹皮可清热凉血；黄芩泻火解毒；藿香化湿醒脾，苍术运脾、健脾、燥湿，茯苓健脾和胃渗湿，三者均有健脾运脾之功；厚朴下气除满、燥湿。患者大便干燥，故用芦荟以泻下通便，火麻仁以润肠通便，且芦荟可清肝，莱菔子可消食降气；陈皮理气健脾燥湿，上药共为佐药。川牛膝可引火下行，淡竹叶清热泻火、除烦利尿，均可引热从小便而出，共为使药。具体方药如下：生地黄6克，栀子6克，石膏12克，淡竹叶10克，防风6克，川牛膝6克，火麻仁9克，厚朴9克，芦荟3克，莱菔子9克，茯苓12克，苍术12克，藿香9

克，黄芩9克，牡丹皮6克，陈皮6克。共7剂，水煎服，每日1剂，分3次口服。

复诊 7日后复诊，患者的睑腺炎肿块已基本消退，眼部无明显不适，烦躁易怒症状明显缓解，大便明显好转，手足心热症状缓解。继续治疗20日左右，病情痊愈。回访得知睑腺炎未复发，患者整体状态良好。

第四节 丹毒

一、临床表现

丹毒是皮肤突然发红，进展迅速的一种急性感染性疾病。以其形似云片，色如丹涂脂染而得名。丹毒的临床特点是：发病前多有附近皮肤黏膜破损或溃疡史，病发突然，恶寒发热，局部肿胀灼痛，色红如丹。本病按发病部位可分为：生于头面者为"抱头火丹"，生于胁下腰胯者为"内发丹毒"，生于下肢股胫者为"流火"，生于新生儿全身者为"赤游丹"。有的按病因分为风丹、湿丹、火丹3种。现在临床上按病势分为急性、慢性2类。急性者可按不同部位论治，慢性者日久可形成"大脚风"。丹毒感染累及真皮浅层淋巴管，主要致病菌为A组乙型溶血性链球菌。诱发因素为手术伤口或鼻孔、外耳道、耳垂下方、肛门、阴茎和趾间的裂隙。皮肤的任何炎症，尤其是有皲裂或溃疡的炎症为致病菌提供了侵入机体的途径。轻度擦伤或搔抓、头部以外的损伤、不清洁的脐带结扎、预防接种和慢性小腿溃疡均可能导致此病。致病菌可潜伏于淋巴管内，引起复发。

二、病因辨证分析

本病由血分伏热，外受火毒、风温、湿邪而成。或因皮肤黏膜破损，或因溃疡、脚气糜烂，毒邪乘隙侵入，郁于皮肤，毒邪与血热相搏，阻塞经络，蒸腾于外，发为丹毒。若发于头面者，兼挟风热；发于胁下腰胯者，兼挟肝火；发于下肢者，多湿热下注；有水疱、渗液者，多湿热为患；发于新生儿者，多由内热所致。若毒热鸱张，正虚不胜防御者，则毒邪入里而内陷；若湿热毒邪缠绵留恋，则迁延日久，或反复发作而成"大脚风"。

三、辨证治疗

（一）中药辨证

1. 风热毒蕴证

临床表现 发于头面部，皮肤焮红灼热，肿胀疼痛，甚则出现水疱，眼胞肿胀难睁，伴有恶寒，发热，头痛。舌质红，苔薄黄，脉浮数。

辨证分析 鼻为肺之窍，胃经环绕面唇，肺主表，胃属阳明走头面，风性上行，故风热毒蕴多发于面、鼻、唇。风热毒蕴于头面，津液布散失常，则皮肤起小水疱；蕴蒸皮肤，则灼热；舌质红、苔薄黄、脉浮数均为风热毒蕴之象。

治法 疏风清热解毒。

方药 普济消毒饮加减。牛蒡子15克，薄荷10克（后下），僵蚕12克，栀子10克，黄芩10克，黄连10克，板蓝根30克，金银花12克，连翘12克，赤芍12克，牡丹皮12克，升麻6克，柴胡6克。

方解 黄芩、黄连清热解毒，分治肺胃热毒；配伍牛蒡子、薄荷、连翘、僵蚕清热解毒，疏散风邪；板蓝根清利咽喉以散结；温热病邪搏结气血，影响津液运行，升麻、柴胡既能清解热毒，又能升阳散火，取"火郁发之"之义。全方清疏并用、升降同施。

2. 肝脾湿火证

临床表现 发于胸腹腰胯部，皮肤红肿蔓延，摸之灼手，肿胀疼痛，伴有口干且苦。舌质红，苔黄腻，脉弦滑数。

辨证分析 足厥阴肝经走胸胁腰胯，肝胆湿火留于胸胁腰胯，则见局部起疱疹；脾主肌肉，肝主筋，湿热蕴结，热盛肉腐，则易破溃糜烂；湿热阻滞经络经筋，不通则痛；热盛则发热；舌质红、苔黄腻、脉弦滑数均为湿热之象。

治法 清肝泻火，解毒利湿。

方药 柴胡清肝汤或化斑解毒汤加减。柴胡12克，黄芩10克，栀子10克，龙胆草6克，生地黄15克，牡丹皮15克，赤芍10克，金银花15克，连翘12克，车前子30克，生甘草5克。

方解 柴胡善清少阳之火，能解肌表之热；黄芩、栀子、连翘、生地黄清热利湿解毒；赤芍活血通络。典型病例于方中加珍珠母、延胡索、磁石增强重镇安神止痛、行气活血通络之功；蒲公英加强清热利湿解毒之效；钩藤为引药，上达巅顶，外走肌腠。

3. 湿热毒蕴证

临床表现 发于下肢，局部红赤肿胀、灼热疼痛，或见水疱、紫斑，甚至结毒化脓或导致皮肤坏死。或反复发作，可形成"大脚风"。伴有发热，胃纳不香。舌红，苔黄腻，脉滑数。

辨证分析 饮食不节，脾虚湿蕴，湿阻气机；蕴滞肌肤，故见皮肤起丘疱疹或水疱；湿盛热重则皮疹红赤肿胀，灼热疼痛；脾失健运则食少腹胀，便溏；口不渴、舌红、苔黄腻、脉滑数均为湿热毒蕴之象。

治法 利湿清热，消肿解毒。

方药 五神汤合萆薢渗湿汤加减。紫花地丁15克，金银花10克，连翘20克，赤芍15克，牡丹皮15克，川牛膝15克，赤茯苓12克，车前子30克，粉萆薢14克，生薏苡仁15克，黄柏10克。

方解 金银花清热透邪为君；紫花地丁凉血消肿；牛膝补肝肾、强筋骨及逐瘀通经；萆薢利水祛湿，分清化浊；黄柏清热利湿，解毒疗疮；薏苡仁利水渗湿；赤茯苓分利湿热；车前子清热通窍，通利小便，使湿热随小便而出；牡丹皮清热凉血，活血化瘀，清膀胱湿热，泻少阴相火，共同辅助萆薢使下焦湿热从小便排出。全方补泻兼施，以泻为主，清透与渗下同施，共收热毒清、湿热去之效。

4. 毒邪内攻证

临床表现 红肿迅速蔓延，势如燎原，壮热神昏，谵语烦躁，头痛，便秘溲赤，舌红绛，脉洪数。

辨证分析 毒邪炽盛，壅于脉络，甚则内陷，故见上证。舌红绛、脉洪数为毒热内攻之象。本证以壮热神昏、红肿蔓延、舌红绛、脉洪数为辨证要点。

治法 凉血解毒。

方药 清瘟败毒饮加减。水牛角15克（先煎），生地黄15克，牡丹皮15克，赤芍15克，黄连12克，黄芩10克，生栀子10克，连翘20克，知母20克，生石膏30克（打碎），板蓝根15克。

方解 石膏配知母，有清热保津之功；加连翘以轻清宣透，清透气分表里之热毒；再加黄芩、黄连、栀子（即黄连解毒汤法）通泄三焦，可清泄气分上下之火邪。诸药合用，以清气分之热。水牛角、生地黄、赤芍、牡丹皮共用为犀角地黄汤法，专于凉血解毒，养阴化瘀，以清血分之热。

（二）外治法

1. 火针

选穴 痈脓处顶部中央或基底部。

操作方法 患者选择合适的体位，充分暴露皮损部位，用碘伏棉球在针刺部位消毒；用酒精灯对针具进行烧针操作，烧针从针尖到针体，以针身通红为度；烧针后迅速点刺，以出脓为宜，最后用干棉签稍加挤压皮损周围，治疗后嘱患者勿搔抓与沾水。

2. 耳尖放血

选穴 耳尖穴。

操作方法 皮肤常规消毒后，用三棱针在上述部位挑刺，或以静脉采血针迅速点刺局部反应点，每侧刺10~12针，并各挤出一滴血，然后用无菌干棉球擦净。

3. 中药外洗方

验方一 丝瓜叶适量。丝瓜叶适量捣烂，取纱布蘸丝瓜叶涂红肿处，每日3次。

验方二 金黄散及大青叶适量。用大青叶煎水调和金黄散敷患处，每日1次。

验方三 新鲜油菜适量。将新鲜油菜洗净、捣烂敷于患处。

验方四 板蓝根50克，黄柏12克，苍术9克，川牛膝9克，绿豆15克。水煎服，每日1次，连服数日。

双花粥 金银花、北粳米各30克。用金银花煎取浓汁去渣，再放北粳米加水300毫升，煮为稀薄粥。每日早晚温服，夏令服食尤为适宜。

赤小豆调鸡蛋清（《圣济总录》） 赤小豆面30克，鸡蛋清2枚。将赤小豆面以鸡蛋清调和如糊状，涂敷患处，以愈合为度。

四、典型病例

患者陈某，男，64岁。

主诉 右下肢红肿、水疱、糜烂、渗液1个月余。

现病史 患者神清，精神一般，右小腿上1/3以下至足踝部呈水肿样片状红斑，在红斑的基础上见局部水疱破溃、糜烂、渗液，肤温升高，入院无发热、疼痛、瘙痒等其余症状，纳眠一般，二便调。

辅助检查 血清淀粉样蛋白A：73.86毫克/升↑。血液分析（含网织红细胞）：白细胞总数8.90×10^9/升，嗜酸性粒细胞百分数7.1%，嗜酸性粒细胞总数0.63×10^9/升↓，淋巴细胞百分数17.1%↓。生化8组（尿肾功能检查）：尿β2-微球蛋白1.39毫克/升↑。凝血四项：凝血酶原时间10.3秒↓，凝血酶原活动度150.2%↑。生化九项：钾3.48毫摩尔/升↓，总胆汁酸25.1微摩尔/升↓，白蛋白36.7克/升↓，白蛋白/球蛋白1.2克/升↓，总钙2.05毫摩尔/升↓，白蛋白比例49.1%↓，β1球蛋白8.7%↑，γ-球蛋白22.7%↑，C反应蛋白28.2毫克/升↑。细菌培养+鉴定：施氏假单胞菌生长。伤口分泌物：恶臭假单胞菌。

中医诊断 丹毒（湿热下注证）。

西医诊断 丹毒。

治法 清热祛湿解毒。

治疗

（1）中成药：以清热活血解毒膏解毒消肿。

（2）中医外治：耳穴压豆调理脏腑功能。

（3）中药：予自拟方清热祛湿解毒。方中虎杖、积雪草清热利湿、消肿解毒，野菊花清热解毒，诃子降火利咽，猪苓、车前草清热利湿，甘草调和诸药，黄连清热燥湿，牛膝引药下行，蒲黄、藕节、侧柏叶活血化瘀，干姜温中健脾。具体方药如下：虎杖15克，积雪草30克，甘草30克，黄连10克，牛膝30克，蒲黄10克，干姜10克，藕节30克，侧柏叶30克，诃子15克，猪苓30克，车前草30克，野菊花30克。共7剂，每日1剂，200毫升水煎服。

出院情况 患者神清，精神一般，右小腿红肿明显减轻，可见右小腿淡红色至暗红色斑片及散在结痂、脱屑，无明显糜烂，无渗液，肤温正常，无发热、疼痛、瘙痒等其余症状。

第三章

真菌性皮肤病

第一节 花斑癣

一、临床表现

花斑癣主要表现为皮肤上出现斑片,色淡红或赤紫,或棕黄,或淡褐,继则融合成片,上有细小糠状鳞屑,自觉微痒;舌红,脉滑数。

二、病因辨证分析

花斑癣主要因风湿侵袭皮肤,造成局部气血凝滞所致。花斑癣亦称"汗斑",是糠秕马拉色菌所致的一种浅部皮肤真菌病。斑块通常呈现平坦点状,大小不等,边界清楚,表面覆盖一层细碎鳞屑,微微发亮,患者一般无自觉症状,或有轻微痒感。花斑癣由腠理不密、风邪侵袭引起,治疗应遵循疏风活血的原则。

三、辨证治疗

(一)中药内治法

阴虚内热证

临床表现 皮损由颈部、腋下及胸背发生,呈点滴状斑块,呈灰色、褐色或白色，有的细鳞脱屑，有的融合成片；舌质红，少苔，脉细数。

治法 滋阴清热。

方药 生地黄饮加减。生地黄18克，玄参15克，茯苓20克，金银花25克，赤芍9克，牡丹皮9克，白蒺藜9克，野菊花9克，马齿苋10克，虎杖10克，甘草6克。水煎口服，每日1剂。

加减 瘙痒甚者，加白蒺藜、地肤子、防风。虚热重者，去虎杖、马齿苋，加地骨皮、知母。兼气虚者，加太子参、黄芪。

（二）中药外敷疗法

验方一 鲜山姜20克，洗净，捣烂，然后放入100毫升米醋浸泡12小时即可使用，每日外涂1次。

验方二 冰硼散。硼砂15克，冰片12克，硫黄2克，枯矾1克，共研末，用棉花蘸药粉，轻轻摩擦患处，擦至微热为止。每日进行2次，5日为1个疗程。

验方三 胆矾同牡蛎共研，醋调外涂。

验方四 密陀僧30克，海螵蛸30克，硫黄15克，花椒15克，共研极细末备用。用时取生姜片蘸药粉少许，搽患处至淡红色即可，早晚各1次。

验方五 土槿皮20克，大枫子肉20克，地肤子30克，蛇床子30克，白鲜皮30克，硫黄10克，枯矾10克，樟脑12克，以上中药用体积分数为75%的乙醇浸泡3日后外用，每日3次。

验方六 米醋1 000毫升，百部、蛇床子、土槿皮、硫黄、斑蝥适量。浸泡7日后外涂，每日3次。

验方七 谷精草、茵陈、石决明、桑枝、白菊花各36克，木瓜、桑叶、青皮各45克。上药共为粗渣，盛于布袋内熬水配成50%的水煎剂备用。每日外涂1~2次，每周洗浴1~2次，14日为1个疗程。嘱咐患者治疗期间避免外用或口服其他抗真菌药。

验方八 诃子（打碎）、大枫子（打碎）、乌梅、五味子、五倍子、黄精、甘草各30克，皮疹范围较大者，诸药用量可加至45克。每日1剂，水煎，外洗患处，7日为1个疗程，连用4个疗程。

验方九 常规消毒花斑癣表面，用梅花针在其表面反复重度叩刺，叩至癣面潮红渗血为止，最后用酒精棉球擦净血迹，每日治疗1次，10次为1个疗程，未愈者间隔2日再进行第2疗程治疗，直至痊愈。梅花针反复重度叩刺皮部可以疏通经络脏腑之气，从而起到调整恢复皮部功能的作用。叩刺深度达到角质层之下，使皮肤角质层组织破坏，促使局部组织去陈更新。重刺出血又兼有放血疗法之清热解毒、改善局部血液循环的功能，可恢复皮损区的供血及代谢，增强局部皮肤对花斑癣菌的抵抗力。

验方十 五倍子30克，硫黄20克，白附子10克，枯矾15克。以上4种药物研细后，用醋调如糊状，充分调匀备用。先将皮损处用清水洗净，揩干，而后每日用黄瓜蒂（无时，可改用生姜片）蘸药并用力涂搽患处，每日2次，连用10日以后，改为每日涂搽1次，再连用2周即可。

验方十一 黄连30克，龙胆草30克，土槿皮30克，白鲜皮15克，地肤子15克。将其水煎液1 000毫升直接熏洗患部，每日2次，每次30分钟。治疗期间不使用其他药物，并嘱患者将内衣、被褥、枕巾煮沸消毒，7日为1个疗程，连用2个疗程。

四、典型病例

患者赵某，男，62岁。

主诉 患汗斑4年多。

现病史 曾外用硫代硫酸钠、复方土槿皮酊，效果均不佳。

专科检查 检查颈、胸、腹、背及上肢皮肤均散在多个黄豆大斑点，颈、胸部皮损已融合成片状斑块，灰白色，微发亮，刮之有糠秕样鳞屑脱落。

中医诊断 花斑癣。

西医诊断 花斑糠疹。

治疗 中药外敷疗法。密陀僧60克，海螵蛸60克，硫黄60克，川椒60克，上药共研为极细末，装于瓶内备用。用时取生姜1块，斜行切断，以断面蘸药粉少许搽患处（无痛苦，对正常皮肤亦无损害），搽至汗斑变成淡红色即可。每日早晚各搽1次，搽后均匀水洗，洗涤后擦干。患者用汗斑散治疗5日后，瘙痒消失，皮肤恢复正常，随访4年无复发。

第二节 体癣与股癣

一、临床表现

体癣是指发生于光滑皮肤浅表的皮肤病，中医称"圆癣""金钱癣"；发生在外生殖器及肛门附近的体癣称股癣，又称"骑师痒疹"，中医称"阴癣"。体癣是皮损由丘疹、丘疱疹向外扩展成环形或多环形而成，损害边缘清楚，伴有烧灼样剧痒或肿胀渗液，心烦口渴，尿少色赤，大便燥结。天气转凉时皮损缩小或消失，或处静止状态，气候暖和时又加剧或复发，病程缠绵。股癣常发于腹股沟与外阴相连的皱褶处，逐渐向下发展，蔓延至阴囊或向后至臀间沟，向上至耻骨及下腹部，单侧或对侧发生。早期损害和体癣一样，瘙痒较重，发展较快，上部皮损的色素沉着和苔藓样变比较显著。下部新起损害为鲜红色，炎症明显；有狭窄、线状、微隆的弧形，或不整齐，由丘疹、丘疱疹、鳞屑、薄痂组成的边缘，境界清楚。复发者可见针头大小的丘疹或丘疱疹，呈弧形、线状排列的红色丘疹。本病多见于肥胖男性。

二、病因辨证分析

病因总由生活、起居不慎，感染真菌，复感风、湿、热邪外袭，郁于腠理，淫于皮肤所致。病发于头皮、毛发者为白秃疮、肥疮；病发于趾丫者为脚湿气；病发于手掌部者为鹅掌风；病发于体表、股阴间者为紫白癜风、圆癣、阴癣等。其风热盛者，多表现为发落起疹，瘙痒脱屑；湿热盛者，则多渗液滋水，瘙痒结痂；郁热化燥，气血不和，肤失营养，则皮肤肥厚、燥裂、瘙痒。

三、辨证治疗

（一）中药内治法

1. 风湿毒聚证

临床表现 皮损泛发，蔓延浸淫，或大部分头皮毛发受累，黄痂堆积，毛发脱而头秃；或手如鹅掌，皮肤粗糙，或皮下水疱；或趾丫糜烂、浸渍剧痒；苔薄白，脉濡。

治法 祛风除湿，杀虫止痒。

方药 消风散加地肤子、白鲜皮、威灵仙，或苦参汤加白鲜皮、威灵仙。

2. 湿热下注证

临床表现 脚湿气伴抓破染毒，症见足丫糜烂，渗流臭水或化脓，肿连足背，或见红丝上窜，腭下臀核肿痛；甚或形寒高热；舌红，苔黄腻，脉滑数。

治法 清热化湿，解毒消肿。

方药 湿重于热者，用萆薢渗湿汤；湿热兼瘀者，用五神汤；湿热并重者，用龙胆泻肝汤。

（二）中药外敷疗法

拔发疗法 其方法为剪发后每日以0.5%明矾水或热肥皂水洗头，然后在病灶处敷药（敷药宜厚），再用薄膜盖上，包扎或戴帽固定。每日用上法换药1次。敷药1周病发比较松动时，即用镊子将病发连根拔除（争取在3日内拔完）。拔发后继续薄涂原用药膏，每日1次，连续2～3周。

验方一 可选用复方土槿皮酊外搽；或二矾汤熏洗；或鹅掌风浸泡方浸泡；或藿黄浸剂（藿香30克，黄精、大黄、皂矾各12克，醋1 000毫升）浸泡。

验方二 可选1∶1 500高锰酸钾溶液、3%硼酸溶液、二矾汤,或半边莲60克煎汤待温,浸泡15分钟,次月以皮脂膏或雄黄膏外搽。

验方三 可选用以上软膏外搽,浸泡剂浸泡。如角化增厚较剧,可选用10%水杨酸软膏厚涂,外用油纸包扎,每晚1次,使其角质剥脱,然后再用抗真菌药物,也可用市售治癣中成药。

验方四 方药组成为川椒、硫黄、食醋。先将川椒、硫黄放入砂锅内,炒至即将起火时,倒入食醋,熬至约100毫升时,将所有药物倒入同一容器内,过滤药液,用棉签蘸取该药液搽患处,每日2次,2周可愈。

验方五 可选用复方土槿皮酊外搽。阴癣由于患部皮肤薄嫩,不宜选用刺激性强的外用药物,若皮损有糜烂痒痛者,宜选用青黛膏外涂。

验方六 外用茄子片蘸密陀僧散涂搽患处,或复方土槿皮酊外搽,每日2~3次。治愈后,继续用药1~2周,以防复发。

四、典型病例

患者,男,80岁。

主诉 阴囊及双侧大腿内侧瘙痒3个月。

现病史 刻下阴囊及双侧大腿内侧色斑沉着伴糠秕样皮损,痒甚,服中药3个月改善不明显。下身湿著,舌质光,中间有裂纹,二便调。

中医诊断 股癣。

西医诊断 真菌性皮肤病。

治法 养阴凉血疏风。

方药 南、北沙参各12克,水牛角30克,生地黄10克,麦冬10克,炒苍术、白术各12克,黄柏10克,砂仁3克(后下),桃仁12克,泽兰、泽泻各12克,地肤子15克,蛇床子12克,徐长卿15克,威灵仙20克,牡丹皮12克,地骨皮12克,生薏苡仁30克,紫珠草12克,生贯众10克,生甘草10克,车前草15克,仙人掌20克。共7剂。

二诊 药后第一天痒止,刻下舌质光、少苔,原皮损处少量色素沉着,只见于大腿内侧,纳谷不适,拟以前方加和胃之品。

方药 南、北沙参各12克，水牛角30克，生地黄10克，麦冬10克，炒苍术、白术各12克，黄柏6克，砂仁5克（后下），桃仁10克，泽兰、泽泻各12克，地肤子10克，蛇床子15克，徐长卿15克，威灵仙30克，地骨皮10克，焦薏苡仁30克，刘寄奴15克，紫珠草12克，生贯众10克，生甘草10克，仙人掌20克，蛇蜕10克，炒槟榔15克。共7剂。

三诊 服上药后皮损进一步消退，唯有阴囊部稍有少许颗粒状物，舌苔已恢复。拟上方佐凉血之品。

方药 上方蛇床子加至20克，去蛇蜕，加乌梢蛇10克，马鞭草10克。共7剂。

四诊 服上药后诸症进一步好转，胃纳不佳，舌苔已恢复。拟健脾化湿为治。

方药 南、北沙参各12克，水牛角15克，生地黄10克，麦冬10克，炒苍术、白术各12克，黄柏6克，砂仁5克（后下），桃仁10克，泽兰、泽泻各12克，地肤子10克，蛇床子20克，徐长卿15克，威灵仙30克，地骨皮10克，焦薏苡仁30克，刘寄奴15克，紫珠草10克，生贯众10克，生甘草10克，炒山药12克，焦山楂20克。共7剂。

五诊 服上药后，腹股沟处毛囊肿大进一步缩小，右侧膝关节处瘙痒；舌质淡，苔少，脉细滑。

方药 南、北沙参各12克，水牛角15克，生地黄10克，麦冬10克，炒苍术、白术各12克，黄柏6克，砂仁3克（后下），桃仁10克，泽兰、泽泻各12克，地肤子15克，蛇床子25克，徐长卿15克，威灵仙30克，地骨皮10克，焦薏苡仁30克，刘寄奴15克，紫珠草15克，生贯众10克，生甘草10克，炒山药12克，焦山楂20克，天花粉20克，全瓜蒌20克，车前草10克，仙人掌10克。共7剂。

六诊 体痒已瘥，脉平，舌质偏淡，二便调。拟健脾益气为治。

方药 生黄芪30克，茯苓15克，炒苍术、白术各12克，焦山楂30克，南、北沙参各12克，全瓜蒌20克，地肤子15克，蛇床子15克，焦薏苡仁30克，川牛膝15克，生甘草10克，炒山药10克，三七5克，当归15克，麦冬10克，桃仁10克，泽兰、泽泻各10克，徐长卿15克，刘寄奴15克，广地龙

10克,炒谷麦芽15克。共7剂。

七诊 刻下舌质偏暗,苔白,脉滑数,纳谷不香,有反胃,阴囊发潮,此正气虚,脾气不运所致。拟补脾健运化湿为治。

方药 南、北沙参各12克,炒苍术、白术各12克,茯苓15克,生甘草10克,焦薏苡仁30克,生黄芪30克,炒白芍12克,刘寄奴15克,焦麦芽、焦山楂、焦神曲、焦槟榔各12克,当归12克,木蝴蝶5克,炒山药12克,三七5克,玫瑰花10克,蛇床子20克,炙鸡内金10克,八月札10克,党参10克,砂仁3克(后下)。共7剂。

随访多年,此病未复发。

第三节 足癣与手癣

一、临床表现

足癣、手癣是致病性皮肤丝状真菌侵犯指(趾)间、手、足掌皮肤所引起的皮肤病。临床上急性损害以丘疹、水疱为特点,慢性损害以鳞屑角化为特点。

1. 足癣

根据皮损表现的不同可分为4型,但可同时或交替出现,或以某一型为主。

(1)水疱型:以小水疱为主,散在或成群分布,水疱干燥后可能有脱屑的情况,多发生于足跖中部或趾间,瘙痒剧烈。

(2)丘疹鳞屑型:最常见,多见于趾间,皮损为丘疹鳞屑,界限清楚。足跖及其侧缘反复出现针头大小的丘疱疹及疱疹,有不同程度的炎症反应和痒感,水疱干后脱屑,反复发生,病情稳定时常以脱屑表现为主。

(3)浸渍糜烂型:以第4~5趾间和第3~4趾间最为常见,表现为趾间糜烂、浸渍、发白，瘙痒剧烈，可继发细菌感染。

（4）角化过度型：常见于足跟、足跖及其侧缘。表现为粗厚、脱屑、干燥、皲裂。本病常发生于病期较长、年龄较大的患者。

2. 手癣

临床表现与足癣大致相同，但分型不如足癣明显。初起为水疱，以脱屑、粗糙、角化增厚为特点。从小片开始，逐渐扩展成大片，常局限于一侧手掌。

3. 自觉症状

瘙痒，皲裂时疼痛。

4. 病程

病程一般持续1~2个月，如不断绝传染源，仍可反复发作，多年不愈。

二、病因辨证分析

本病多由湿热下注，或久居湿地染毒而成。足癣与中医学文献中记载的"田螺疱""臭田螺"相似。如《医宗金鉴·外科心法要诀》记载："此证多生足掌，而手掌罕见……初生形如豆粒，黄疱闷胀，硬疼不能着地。连生数疱，皮厚难于自破，传度三五成片湿烂；甚则足跗俱肿，寒热往来。"手癣，中医称之为"鹅掌风"。如《医宗金鉴·外科心法要诀》记载："此证……初起紫白斑点，叠起白皮，坚硬且厚，干枯燥裂，延及遍手。"

三、辨证治疗

（一）中药内治法

1. 湿热内盛，兼感毒邪证

临床表现 可见水疱，或聚集成大疱，疱液清或呈淡黄色，手指及足趾间可见浸渍、糜烂、渗出；舌质红，苔黄腻，脉弦滑。

治法 清热凉血，除湿解毒。

方药 解毒清热汤加减。蒲公英30克，野菊花15克，大青叶30克，紫花地丁15克，重楼15克，天花粉15克，赤芍9克。

2. 血燥生风，肌肤失养证

临床表现 皮肤肥厚，脱屑明显，可出现皮肤干燥、皲裂的情况；舌质淡红，苔少，脉沉细。

治法 养血润肤，健脾和胃。

方药 茯苓15克，苍术、白术各10克，当归10克，丹参10克，鸡血藤15克，赤芍10克，生地黄15克，陈皮6克。

（二）中药外敷疗法

验方一 用土大黄、黄精适量，煎液，冷敷，每日3～4次，每次1～2小时。

验方二 马齿苋适量煎水外敷，每日2～3次，每次1～2小时，湿敷后外用祛湿油膏。

验方三 苍肤洗剂。苍耳子15克，地肤子15克，土槿皮15克，蛇床子15克，苦参15克，百部15克，枯矾6克。煎水3 000毫升浸泡后，外用黄连膏（黄连面10克，凡士林90克）涂于皮损表面。

四、典型病例

患者，男，65岁。

主诉 手足起皮伴有瘙痒20余年。

现病史 20多年前，患者无明显诱因出现手足起皮，指（趾）间起透明样水疱，伴有瘙痒，挠破后有透明水样液体流出，当时无发热、局部疼痛等症状，外用复方醋酸地塞米松乳膏后瘙痒症状改善，脱皮症状无变化。20余年来，患者先后使用多种药物治疗均无明显效果。每日睡前用热水洗脚后瘙痒感可以减轻，为诊治来我院就诊。门诊检查后诊断为手足癣。发病以来饮食睡眠尚可，大小便正常，体重无明显变化。

体格检查 双手掌及双脚可见坏死角质层覆盖，局部颜色发黄。

中医诊断 手足癣。

西医诊断 真菌性皮肤病。

治疗

（1）西药：伊曲康唑胶囊。

（2）中药：雄黄、黄连、苦参、土茯苓、防风、地肤子、冰片水煎滤渣后，加入灰黄霉素搅拌均匀浸泡手足，等待表面角质层泡软后刮除，每日进行1次。

二诊 治疗1周后，患者手足表面角质层基本消失，瘙痒症状明显好转，再未出现指（趾）间水疱。

三诊 治疗2周后，瘙痒症状消失。表面皮肤恢复正常，无破损及异常角质层形成。停止使用中药，嘱患者继续口服伊曲康唑胶囊巩固2周。

第四节 头癣

一、临床表现

头癣皮损的临床表现多样，包括以下4种。①黄癣：皮损为盘状黄豆大小的黄癣痂，其下为鲜红、湿润的糜烂面或浅溃疡，愈后形成萎缩性瘢痕，遗留永久性秃发，黄癣痂较厚处，常易继发细菌感染，有特殊臭味，自觉剧痒。②白癣：初起为白色鳞屑性局限斑片，其上头发变为灰暗，稍有痒感；逐渐扩大后，周围出现卫星样小鳞屑斑片，可融合成片，但界限清楚。③黑癣：表现为白色鳞屑斑片，酷似白癣，但其病发无明显菌鞘，毛发沿皮面折断而呈黑色小点，故又名黑点癣；病程长，治疗进展缓慢，儿童患者可直至成年尚未愈合，毛囊可被破坏形成瘢痕。④脓癣：患处的毛囊常可化脓而引起一片或数片红肿的痈状隆起，是机体对真菌过敏所致，该处如用力挤压，即可流出少量浆液或半透明的脓液。

二、病因辨证分析

先因生活、起居不慎，感染真菌，复因风、湿、热邪外袭，郁于腠理，淫于皮肤所致。若风热盛，则表现为发落起疹，瘙痒脱屑；若湿热盛，则见渗流滋水，瘙痒结痂；若郁热化燥，气血不和，肤失营养，则见皮肤肥厚、燥裂、瘙痒。风盛则痒剧；湿盛则滋水明显，瘙痒结痂；热盛则红斑明显。病久营血不濡，则皮肤肥厚、干燥，毛发干枯失润，缠绵难愈。

三、辨证治疗

（一）中药内治法

临床表现　头癣症见皮损泛发，蔓延浸淫，或大部分头皮毛发受累，黄癣痂堆积，毛发脱而头秃；苔薄白，脉濡。

治法　祛风除湿，杀虫止痒。

方药

（1）消风散。荆芥12克，防风12克，牛蒡子12克，蝉蜕6克，苍术15克，苦参15克，木通10克，知母12克，石膏30克，当归15克，生地黄15克，胡麻仁15克，甘草10克。本方可加地肤子、白鲜皮、威灵仙，或苦参汤加白鲜皮、威灵仙。用药剂量根据年龄、程度酌定。

（2）苦参汤。苦参15克，蛇床子15克，白芷12克，金银花12克，菊花12克，黄柏15克，地肤子15克，大菖蒲15克。

（二）中药外敷疗法

以下3个基础方均可使用，临床可根据经验及购药便捷度选择。

验方一　海螵蛸15克，枯矾6克，硫黄1克，樟脑3克，黄柏6克，分别研细和匀，撒于患处。

若湿烂浸渍，脂水频流者，可先用黄柏30克、生地黄60克、石榴皮40克，煎水取汁，冷敷患处，然后外撒药粉。

若病久失治，皮纹宽深，肥厚粗糙，皲裂痒痛者，为风盛血燥，湿虫外袭。治宜养血祛风、燥湿杀虫法，方选醋泡方化裁。药用：黄精15克，土槿皮30克，苦楝子15克，大枫子10克，明矾6克，皂角15克，百部15克，米醋500毫升，浸泡1周后，去渣取汁，以药液外洗，每日2次，每次10分钟。连用10日为1个疗程。

验方二 防风10克，地骨皮15克，明矾10克，苦楝皮15克，土槿皮10克，红花6克，大枫子10克，黄柏10克，苦参12克，米醋500毫升，浸泡1周后，去渣取汁，浸泡患处，每日1～2次，每次10～20分钟，连用10日。

若患处湿烂渗水，黄黏腥臭，瘙痒剧烈，伴舌红苔腻，脉象滑数者，为湿热内蕴，外染毒邪证。治宜清热除湿，解毒止痒，方选三妙方化裁。药用：苍术15克，黄柏10克，川牛膝10克，萆薢12克，六一散10克（包煎），生薏苡仁30克，白鲜皮15克，苦参10克，地肤子10克，水煎服。外用六一散15克（包煎），枯矾10克，黄柏10克，冰片3克，白芷10克，分别研细和匀，外撒患处。

验方三 苦参15克，苦楝子10克，百部30克，硫黄6克，土槿皮15克，蛇床子10克，米醋100毫升，白酒400毫升。将前6味药浸泡于醋、酒之中。1周后，去渣取汁，外涂患处，每日1～2次，直至痊愈为止。

四、典型病例

患者，男，75岁。

主诉 头皮瘙痒，脱屑伴脱发1周。

现病史 患者近1周以来，无明显诱因出现头皮瘙痒，伴有脱屑，脱屑呈灰白色，质地较厚，可成片脱落。同时伴有脱发，脱发区域多在头皮中央，呈圆形或不规则形状，边缘清楚，脱发区域皮肤光滑。患者自述瘙痒难忍，常不自觉抓挠，导致头皮破损。患者近期无外伤史，无接触过敏史，无家族遗传病史。曾自行购买抗真菌洗发水使用，症状未见明显改善。现症见精神尚可，食欲正常，睡眠欠佳，二便调。舌质淡红，苔薄黄，脉弦滑。

中医诊断 头癣（湿热蕴结证）。

西医诊断 多发性毛囊炎。

治疗

（1）西医治疗：酮康唑洗剂外用，每日2次，连续使用4周；头皮破损处外用红霉素软膏。

（2）中药内治法：中药方剂以清热利湿、祛风止痒为法，方拟龙胆泻肝汤加减。方中龙胆草清热燥湿，泻火解毒，为君药。黄芩、栀子清热燥湿，助龙胆草清热燥湿；泽泻、木通利水渗湿，使湿热从小便而出；当归、生地黄滋阴养血，防燥热伤阴；柴胡疏肝解郁，引药入肝经；甘草调和诸药，为使药。全方共奏清热利湿、祛风止痒之效。具体方药如下： 龙胆草6克，黄芩10克，栀子10克，泽泻10克，木通6克，当归10克，生地黄15克，柴胡10克，甘草6克，地肤子10克，白鲜皮10克。 共7剂，每日1剂，水煎至200毫升，饭后温服。

（3）拔罐治疗：取大椎穴、风池穴、百会穴等穴位，以疏风解表，调和气血。

第五节 灰指甲

一、临床表现

灰指甲的主要症状有甲变色、无光泽、增厚、分离、萎缩、破损、脱落，甲面有凹点或沟纹，一旦甲板被感染，即可形成裂纹、变脆或增厚，呈棕色或黑色。一般甲癣自觉症状轻微，但甲板增厚、破坏，受到挤压可以导致甲沟炎。

二、病因辨证分析

中医认为灰指甲的发病和肝有着密切的关系。中医基础理论认为，肝其华在爪，爪就是爪甲，所以肝血充足，甲板就会健康、有光泽而坚固。如果肝血虚弱，甲板失养，毒邪就会乘虚而入，导致灰指甲的产生。

三、辨证治疗

（一）中药内治法

1. 血燥失养证

临床表现 甲板色泽不荣，增厚或翘起，或呈蜂窝状。舌淡，少苔，脉细。

治法 养血润燥。

方药 祛风养血汤。蝉蜕、乌梢蛇、蛇床子、地肤子、火麻仁、川芎、威灵仙、石菖蒲、天花粉、白蒺藜各12克，何首乌、当归各15克，生地黄20克，全蝎10克，蜈蚣3克，生甘草6克，水煎服。也可口服中成药活血丸、败毒丸。

2. 湿热蕴结证

临床表现 多见于指甲远端或两侧见黄白斑点，逐渐扩展至全甲及甲下，甲板增厚、变脆、凹凸不平、色泽不良，或甲板变薄、翘起、其下蛀空，或甲板色红、甲沟红肿，或有脓包并感到瘙痒刺痛。舌红，苔薄腻，脉滑数。

治法 清热利湿。

方药 清热渗湿汤。连翘、蒲公英各30克，紫花地丁、滑石、生薏苡仁各20克，虎杖、赤芍、泽泻、地肤子、蛇床子各15克，萆薢、白鲜皮、黄柏、牡丹皮、木通各12克，甘草6克，水煎服。也可口服中成药热炎宁颗粒、五黄丸。

（二）中药外敷疗法

羊蹄根酒 羊蹄根180克，体积分数为75%的乙醇500毫升。将羊蹄根碾碎置于乙醇内，浸泡7日，过滤去渣备用，用毛刷蘸水外涂。切勿入目。

疱癣液 明矾、红花、荆芥、皂角、防风、柏子仁各15克。上药加醋1 000毫升，浸泡3日，去渣备用。先清洁患处，擦干，然后浸入以上药醋中泡半小时，每日1次。

川楝子膏 川楝子10枚。川楝子去皮，加水浸泡至软，浸泡局部1小时以上，每日1次；亦可用川楝子加水捣膏，加适量凡士林调匀，厚涂患指（趾）处，用纱布胶布固定，2日后更换，直至痊愈。

醋酸浸泡方 生大蒜10瓣，食醋30～60毫升。生大蒜捣烂，用醋浸泡2小时后，将患处伸到醋蒜液里每日浸泡3～5次，每次10～15分钟。

甲癣酒泡方 斑蝥5个，血竭花6克，紫荆皮15克。将上药研成末，用体积分数为60%的烧酒浸泡，以药酒搽患处。

白矾大蒜泥方 紫皮大蒜1头，捣烂备用；适量的白矾，研磨成细粉；将白矾细粉放入大蒜泥中，搅混均匀，涂抹于患处，用纱布包好即可。

鸦胆子百部醋酒方 百部30克，鸦胆子20克，醋和白酒各200毫升。醋和酒混合在一起，再将百部和鸦胆子浸泡在瓶子内（瓶子要口大的），将其放置1周后备用。将患处放入瓶中浸泡（浸泡过程中要注意尽量减少药液的发挥），每次浸泡30～60分钟，每日浸泡2～3次。

验方一 苦参、地肤子、大茴香各适量，一起用体积分数为75%的乙醇浸泡。浸泡好后用药液涂患处，每日数次至痊愈。

验方二 凤仙花（研细末）、蜂蜜各150克调匀成膏，厚涂在患处上，再用油纸覆盖，纱布包扎，每日换1次药直到痊愈。

验方三 陈醋（越陈越好）500毫升，放入铁锅内煮沸，浓缩至150毫升。然后将苦参50克、花椒20克，用水冲洗干净，放进浓缩醋内，浸泡1周即可。先将病指（趾）甲用热水泡软，将病甲削薄，用消毒棉球蘸药液浸润病甲5～10分钟，每晚睡前进行1次，连用至痊愈。

验方四 苦参、车前子、白醋各适量,把2种中药泡在白醋中1周后使用。灰指甲患者可把手指泡在药醋中半小时,注意泡后不要洗手,每日3次,半个月更换1次药醋。

四、典型病例

患者,女,60岁。

主诉 双手手指指甲发空1个月。

现病史 1个月来双手指甲发白发空,从指甲游离缘向甲根部蔓延。曾服十全大补丸未见效。

体格检查 双手10片手指指甲较软,呈灰白色,缺乏光泽,指甲游离缘与甲床部分分离、发白。

中医诊断 甲真菌病。

西医诊断 甲剥离症。

治疗 滋养肝血。用加味逍遥丸10包,日服1包(每包18克),分2次服用。药后复诊显著收效,7片指甲已恢复正常,继续服10包即痊愈。

第四章

物理性皮肤病

第一节 烫伤

一、临床表现

烫伤是由于沸水、热油、高温蒸汽、火焰、强光、电流、化学物质或放射线等因素,作用于机体而引起的一种急性损伤性疾病。本病多伤在皮肤,亦可伤及肌肉、骨骼。轻者,伤及局部皮肤;重者,不仅皮焦肉卷,而且火毒内攻,害于脏腑,引起全身阴阳、气血、津液紊乱和脏腑功能失调,乃至危及生命。

二、病因辨证分析

本病由于热毒之邪外侵,皮肉先受其害,经脉损伤,气血阻滞。故见创面红肿热痛,或有瘀斑、出血点、焦痂等,即为瘀的表现;若瘀热蕴结,或感外邪,则热盛肉腐而成脓,严重者疮毒内陷。火热灼烧,创面津液淋漓,耗津伤气,常致津液亏损或气阴两伤,甚至阴损及阳而致阳脱。

三、辨证治疗

（一）中药内治法

1. 火热伤阴证

临床表现 水火烫伤后壮热烦躁，口渴喜饮，唇燥咽干，大便秘结，小便短赤；舌质红绛而干，舌苔黄腻或黄干，或者舌光无苔，脉象弦数或细数。

治法 清热解毒，养阴生津。

方药 白虎汤（知母15克，石膏30克，甘草5克，粳米30克）加金银花15克、生地黄15克。水煎口服，每日1剂。

加减 口渴咽干重者，加天花粉10克，玄参10克，麦冬15克；壮热烦躁、大便秘结重者，加黄连解毒汤。

2. 阴伤阳脱证

临床表现 面色苍白，神疲乏力，气息低促，自汗肢冷，体温反低，嗜睡，甚则神志恍惚；舌质红绛或紫暗，无苔，脉细欲绝。

治法 回阳救逆，养阴生津。

方药 参附汤合生脉散加减。人参12克，炮附子9克，生姜3片，大枣3枚，麦冬9克，五味子6克。水煎口服，每日1剂。

加减 汗出过多者，可加龙骨、牡蛎敛汗回阳；舌干者，可加玉竹、黄精以救阴生津，也可用参麦注射液或生脉注射液静脉滴注。

3. 火毒内陷证

临床表现 壮热烦渴或高热神昏，躁动不安，口唇干燥，大便秘结，小便短赤；舌质红绛，脉细数。

治法 清营凉血解毒。

方药 清营汤加减。水牛角30克，生地黄15克，玄参9克，竹叶心3克，麦冬9克，丹参6克，黄连5克，金银花9克，连翘6克。水煎口服，每日1剂。

加减 若寸脉大、舌干较甚者，可去黄连；若热陷心包而窍闭神昏者，可将安宫牛黄丸或至宝丹合用以清心开窍；若营热动风而见痉厥抽搐者，可配用紫雪花，或酌加羚羊角、钩藤、地龙以息风止痉；若兼热痰，可加竹沥、天竺黄、川贝母之属，以清热涤痰。

4. 气血两虚证

临床表现 低热或不发热，神疲乏力，食欲不振，形体消瘦，面色少华，创面肉芽色淡，难以愈合；舌淡，苔薄白，脉细弱。

治法 补益气血。

方药 八珍汤加减。党参15克，当归9克，焦白术15克，土茯苓15克，熟地黄15克，黄芪30克，延胡索15克，广木香6克，桑寄生15克，续断15克，吴茱萸9克，干姜6克，半枝莲30克，薏苡仁30克。水煎口服，每日1剂。

加减 血尿量多加阿胶、仙鹤草补血止血；腰痛甚者加元胡活血止痛；短气乏力甚者改太子参为党参；腹胀、纳呆者加木香、神曲。

5. 脾胃虚弱证

临床表现 病程日久，创面难以愈合，疲乏无力，食欲不振，腰腹胀满，或呕吐腹泻，面色少华，形体消瘦；舌淡，苔白腻，脉弱。

治法 健脾和胃。

方药 参苓白术散加减。党参6克，白术6克，茯苓10克，山药10克，泽泻6克，薏苡仁15克，苍耳子10克，黄芪6克，甘草3克。水煎口服，每日1剂。

加减 伴有内寒腹痛者，加干姜、肉桂；食欲差者，可加炒麦芽、焦山楂和炒神曲；伴有白痰者，可加半夏、陈皮，以祛湿化痰。

（二）中药外敷疗法

验方一 紫珠叶适量。将上药洗净阴干后研末，经高温烘干后，密封备用。用法：将烫伤水疱用已消过毒的剪刀剪去，撒上药粉，用纱布包扎，1～2日换药1次。换药时不揭药痂，再撒上药粉即可，感染创面换药时应除去旧药痂再撒新药粉。此法适用于治疗小面积烧伤。

验方二 鲜葡萄适量。将葡萄洗净后去籽、捣烂即可。外敷伤处，1日多次。此法主治轻度烫伤。

验方三 杉树皮（内层）适量，鸭蛋清适量。将杉树皮火烧或煅成炭

（不能烧成白灰），趁热研末过筛，然后与鸭蛋清一同调匀成糊状即可。涂抹患处，1~2日换药1次。此法主治小面积烫伤。

验方四 生萝卜1个。生萝卜洗净、捣烂即可。用萝卜泥外敷，每日2次。也可用土豆适量。土豆去皮，洗净、捣烂后用纱布包裹取汁即可，涂抹患处，每日2次。此法主治烧烫伤皮肤未破溃者。

验方五 用干芙蓉叶0.5千克（鲜叶加倍），加凡士林1千克，文火煎熬至叶枯焦，过滤去渣，摊于消毒敷料上，或制成芙蓉叶膏用纱布外敷，每日换药1次。

验方六 苦参30克，地榆15克，蒲公英30克，生甘草9克，黄连12克，乳香12克，没药9克。加水适量煎煮后，采用淋洗法，每日2次，洗干净后用纱布覆盖。

验方七 马齿苋40克、冰片10克共研细末，用蜂蜜适量调成糊状，外敷患处，每日3~4次。一般用药当日可见效，7~10日可痊愈。

验方八 用伸筋草煎液外洗受伤局部，每日2次。另用伸筋草在瓦片上煅成炭，于洗后撒布创面。对水疱未破溃或无渗出的创面，可用伸筋草炭和茶油外涂，效果明显。7日可痊愈。

四、典型病例

患者，女，63岁。

主诉 开水烫伤右肩部1日。

现病史 该患者不慎将刚刚烧开的热水洒落在右肩部，局部出现水疱。饮食尚可，二便调。

体格检查 右肩部大片水疱，面积为8厘米×10厘米。

中医诊断 水火烫伤。

西医诊断 烫伤。

治疗 中药外敷疗法。马齿苋40克，冰片10克，共研细末，用蜂蜜适量调成糊状，外敷患处，每日1次，2周后痊愈。

第二节 冻疮

一、临床表现

冻疮是指人体受寒邪侵袭所引起的全身性或局部性损伤。局部性冻疮，主要发于手背、足跟、耳郭等暴露部位，多呈对称性。轻者受冻部位皮肤先苍白，继而红肿，或有硬结、斑块，边缘焮红，中央青紫，自觉灼痛、麻木，暖热时自觉灼热、痒痛。重者则有大小不等的水疱或肿块，皮肤淡白或暗红，或转紫色，疼痛剧烈，或感觉消失，局部出现暗红色血疱，血疱破溃后流脓、渗出血水，收口缓慢，常需1~2个月或更长时间。全身性冻疮者，初起出现寒战，继则感觉迟钝，疲乏无力，视物模糊，出现幻觉，嗜睡，不省人事，畏寒，呼吸变浅，脉搏细弱，甚至呼吸、心跳停止而死亡。

二、病因辨证分析

冬令时节或寒冷潮湿环境，加之平素气血虚弱，或因饥饿，或因病后，或因静坐少动，寒邪侵袭过久，耗伤阳气，以致气血运行不畅，气血瘀滞，而成冻疮，重则肌肤腐烂。此外，暴冷着热，或暴热着冷，也可致气血瘀滞，腐烂成疮。若寒邪太重，耗伤阳气太过，则会因阳气耗竭而亡。

三、辨证治疗

（一）中药内治法

1. 寒凝血瘀证

临床表现 形寒肢冷，颜色苍白，继而红肿，有灼痛或瘙痒，麻木，或出现水疱、肿块，皮色紫暗，感觉迟钝或消失；舌淡苔白，脉弦细。

治法 温阳散寒，调和营卫。

方药 当归四逆汤加减。当归15克，桂枝、白芍各10克，通草8克，炙甘草6克，大枣8枚。水煎口服，每日1剂。

加减 血虚寒凝者，可酌加川续断、怀牛膝、鸡血藤、木瓜等活血祛瘀之品；血虚寒厥之久病者，并有水饮呕逆的，加吴茱萸、生姜。

2. 寒盛阳衰证

临床表现 寒战，四肢厥冷，倦怠，嗜睡，呼吸微弱；舌淡苔白，脉沉细弱。

治法 回阳救逆，温通血脉。

方药 四逆加人参汤加减。人参15克，生附子24克，干姜15克，炙甘草6克。水煎口服，每日1剂。

加减 若面色苍白，伴舌红少苔、口渴烦躁、脉细者，加石斛、麦冬、沙参。若血瘀红肿疼痛者，加桃仁、延胡索、川芎。

3. 瘀滞化热证

临床表现 患处暗红肿胀，甚则灼热腐溃，脓水淋漓；恶寒，发热，口干；舌红，苔黄，脉弦数。

治法 清热解毒，理气活血。

方药 四妙勇安汤加减。金银花、玄参各60克，当归30克，甘草15克。水煎口服，每日1剂。

加减 痛甚者，加延胡索、乳香、没药；血瘀明显者，加桃仁、红花、虎杖；气血两虚者，加党参、炙黄芪、生地黄、白术、鸡血藤；烦热口渴者，加生地黄、牡丹皮；肿胀者，加黄柏、防己。

（二）中药外敷疗法

以红油膏纱布包扎保暖，每日2次，外包敷料。有较大水疱者宜抽出疱内液体后再涂抹上述药物。局部染毒糜烂或溃疡时，宜用红油膏或黄连素软膏外涂，每日1次；另外可用桑枝90克、甘草30克，或用甘草、甘遂各30克，共煎，先熏后浸泡，每日2次。或用红灵酒轻柔按摩冻疮未破溃的部位。溃烂时掺九一丹外敷，每日换药1次。如坏死组织溶解时，宜进行清创术。当腐肉脱尽时宜用红油膏掺生肌散外敷。

四、典型病例

患者，女，67岁。

主诉 冻伤后不能行走5小时。

现病史 该患者在雪地冻伤5小时，丧失行走能力。饮食尚可，二便调。

专科查体 受冻部位皮肤红肿。

中医诊断 冻疮。

西医诊断 冻伤。

治疗 中药内治法。当归四逆汤加真武汤。具体方药如下：干姜20克，附子15克，甘草10克，当归15克，川芎8克，巴戟天8克，淫羊藿8克，细辛10克，桂枝8克，肉桂8克，阳起石20克，吴茱萸10克，大枣5枚，山药15克，山楂15克，白芍15克。

每日服药2剂，服药5剂后患者已能自己行走。服药15剂后，患者手足变温，精神体力转好，已具备初步的生活自理能力。

第三节 鸡眼

一、临床表现

鸡眼以患处皮厚增生，其根深嵌入肉里，顶起硬结，形似"鸡眼"，行走挤压时痛甚为主要表现。

二、病因辨证分析

鸡眼是因足部（亦偶见于手部）长期受挤压、摩擦所致。多因穿鞋不适或长期行走摩擦和挤压患处，以致气血瘀滞，经络阻隔，血流不畅，血瘀而停滞，外感毒邪，内外相兼，肌肤失润，溢于皮外；故见蚕豆大小的淡黄色角质增生，患处皮损呈圆锥状嵌入皮下，质坚硬，摩擦疼痛，舌尖红，苔腻，脉弦涩，属气血瘀滞所致。

三、辨证治疗

（一）中药外敷疗法

鸡眼小验方 消毒后用手术刀削去鸡眼的角化组织，呈一凹面，然后放入半夏末，外贴胶布固定，经1周后鸡眼坏死脱落生出新的肉芽组织，数日即痊愈。

蓖麻子外敷治疗鸡眼 蓖麻子1枚，去外壳，灰火内埋烧，以爆胀为度，患处以热水泡洗，刮去表皮，蓖麻子用手捏软，趁热敷于患处，3～5日换药1次。

验方一 鸦胆子捣烂后局部外敷，5日换药1次，用药前以有孔胶布保护损害处周围皮肤，将药涂于皮损上再盖胶布固定。

验方二 先用小刀修削硬皮后敷贴千金散（制乳香、制没药、轻粉、飞朱砂、煅白砒、赤石脂、炒五倍子、煅雄黄、醋制蛇含石）、鸡眼散（朱砂、水杨酸、淀粉），以橡皮膏保护周围皮肤。

针灸治疗 用体积分数为75%的乙醇进行局部严格消毒，手持1寸长毫针，以鸡眼中心为针刺点，针尖对准鸡眼角化中心核向下快速直刺鸡眼的根底部，当针处有一种突破感时，即停止进针，另选鸡眼基底部周边，第1次先刺鸡眼左右对应点，仍以1寸毫针以45°角针尖斜刺向鸡眼的根尖部，然后每针快速提插捻转10次。留针10分钟后再接上方进针1次即出针。

四、典型病例

患者，女，64岁。

主诉 足掌鸡眼数十年。

现病史 数十年来，足掌鸡眼疼痛，长时间行走或穿鞋不适均会加重疼痛，且近几年来，足趾部亦发现鸡眼，已严重影响生活。伴长期食欲不振，身体偏瘦，长期熬夜。二便正常，舌苔白，脉沉细。

中医诊断 肉刺（虚劳）。

西医诊断 鸡眼。

治疗 中药外敷疗法。蓖麻子1枚，去外壳，灰火内埋烧，以爆胀为度。患处以热水泡洗，刮去表皮；蓖麻子用手捏软，乘热敷患处，3～5日换药1次。共换药1个月而获痊愈。

第五章

变态反应性皮肤病

第一节 荨麻疹

一、临床表现

荨麻疹多表现为皮肤上出现鲜红色或苍白色风团、时隐时现的瘙痒性、过敏性皮肤病。其特点是皮肤上出现瘙痒性风团，时隐时现、发无定处，消退后不留痕迹。

二、病因辨证分析

本病病因辨证分析复杂，从病性看，因其善行数变的特点，风邪贯穿始终；从病位看，风团可发于肌腠之间，亦可发于脏腑（胃肠型）。从病因看，因外风所致者，多为风寒、风热、风湿；因内风所致者，多因血热、血瘀或血虚生风。

三、辨证治疗

（一）中药内治法

1. 风热证

临床表现 发病较急，风团鲜红灼热，遇热重，得冷轻，剧烈瘙痒，伴有发热，恶风，心烦，口渴，咽痛；舌红，苔薄黄，脉浮数。

治法 辛凉透表，宣肺清热。

方药 消风散加减。生地黄10克，地肤子15克，浮萍15克，苍术10克，栀子10克，苦参10克，蝉蜕15克，生甘草10克，车前子15克，白鲜皮20克，防风15克，牛蒡子15克，知母10克，石膏20克。水煎口服，每日1剂。

加减 伴有咽喉肿痛者，加板蓝根20克，山豆根10克，玄参10克。

2. 风寒证

临床表现 本证表现为风团色淡，遇寒重，得热轻，伴畏寒恶风，口不渴；舌苔薄白，脉浮缓。

治法 疏风散寒，调和营卫。

方药 桂枝汤。麻黄10克，桂枝15克，杏仁10克，白芍15克，白鲜皮15克，陈皮10克，僵蚕15克，防风15克，羌活15克。水煎口服，每日1剂。

加减 伴有关节痛者，加秦艽10克，威灵仙15克；恶寒怕风者，加黄芪30克，白术10克。

3. 肠胃湿热证

临床表现 发疹时伴有脘腹疼痛，拒按，纳呆，呕恶，神疲乏力，便干或溏泄；舌质红，苔黄腻，脉滑数。

治法 表里双解，通腑泄热。

方药 防风通圣散加减。荆芥10克，防风10克，大黄10克，连翘15克，茵陈15克，栀子10克，苍术10克，茯苓15克，石膏10克，黄芩10克。水煎口服，每日1剂。

加减 大便溏泄者，去大黄，加薏苡仁、山药各15克；恶心呕吐者，加半夏、竹茹各10克；有肠道寄生虫者，加乌梅肉、使君子肉各15克，槟榔20克。

4. 气血两虚证

临床表现 表现为风团反复发作，劳累时尤甚，日久则气血耗损，面色苍白，倦怠乏力；舌质淡，苔薄白，脉细。

治法 补气养血。

方药 方选八珍汤加减。生黄芪30克，党参10克，白术10克，茯苓皮15克，生地黄15克，赤芍、白芍各10克，当归10克，川芎10克，白鲜皮15克，地肤子15克，生甘草10克。水煎口服，每日1剂。

加减 影响睡眠者，加首乌藤20克，五味子15克，远志、酸枣仁各10克。

5. 冲任不调证

临床表现 多见于妇女，风团出现与月经期、妊娠期有关，伴月经不调或痛经；舌质紫或有瘀点，脉弦。

治法 调摄冲任。

方药 方用桃红四物汤合二仙汤加减。仙茅15克，淫羊藿15克，当归15克，知母10克，黄柏10克，巴戟天10克，生地黄15克，川芎10克，赤芍、白芍各10克，炙甘草10克，大枣15克。水煎口服，每日1剂。

（二）中药外敷疗法

验方一 皮疹新发、瘙痒剧烈者，可用炉甘石洗剂，摇匀后外搽，每日4～5次。

验方二 白矾、蚕沙、芒硝、荆芥、苦参各20克，或苍耳草、艾叶等水煎外洗，每日数次。

自血疗法 适用于慢性荨麻疹。取静脉血双侧足三里穴各注射1毫升，每周1～2次，8次为1个疗程。

针刺疗法 应用体针疗法时，皮疹发于上半身者取穴曲池穴、内关穴，面部肿者加用合谷穴；发于下半身者取穴血海穴、足三里穴、三阴交穴；发于全身者配穴风市穴、风池穴、大椎穴、大肠俞穴等。耳针则取穴肝、脾、肾上腺、皮质下、神门等。

神阙穴拔罐 每日1次，每次10～15分钟。

四、典型病例

患者，女，65岁。

主诉 全身反复出现瘙痒性风团，时起时消，病程1周。

现病史 患者1周前无明显诱因出现全身散在风团，大小不一，形态不规则，颜色淡红，瘙痒明显，夜间加重。风团常在数小时内自行消退，但反复发作，影响睡眠。患者伴有神疲乏力，面色少华，纳食一般，大便稀溏，小便正常。舌质淡，苔薄白，脉细弱。

中医诊断 瘾疹（气血两虚证）。

西医诊断 慢性自发性荨麻疹。

治疗

（1）西医治疗：予氯雷他定口服。

（2）中药内治法：中药方剂以益气固表、祛风止痒为法，方拟玉屏风散合当归饮子加减。方中黄芪益气固表，白术健脾益气，防风祛风止痒，共为君药。当归养血和血，川芎活血行气，赤芍、地肤子、白鲜皮清热凉血，祛风止痒，共为臣药。甘草调和诸药，为使药。全方共奏益气固表、祛风止痒之效。具体方药如下：黄芪15克，白术10克，防风10克，当归12克，川芎10克，赤芍12克，地肤子10克，白鲜皮10克，甘草6克。共7剂，每日1剂，水煎至200毫升，饭后温服。

（3）艾灸治疗：取足三里穴、血海穴、曲池穴等穴位，以温通经络，调和气血。

（4）针灸治疗：取合谷穴、曲池穴、风池穴等穴位，以疏通经络，祛风止痒。

第二节 湿疹

一、临床表现

湿疹的临床症状变化多端，但根据发病过程中皮损表现不同，可将本病分为急性、亚急性和慢性3种类型，兹分述如下。

（一）急性湿疹

急性湿疹可发生在全身任何部位，但往往较易见于头部、四肢屈侧、阴部、手足背等部位。常呈对称分布，一般局限在某些部位，而全身泛发性湿疹甚为少见。

皮肤损害表现为多形性，即红斑、丘疹、丘疱疹、水疱、糜烂、渗出、结痂、脱屑等各种皮疹可互见。也就是说，在同一病变处，于同一时期内，可出现上述3种以上的损害。患处炎症反应通常较明显，尤其中央部位更为显著，往往伴有糜烂、渗出。但病损境界不清楚，肿胀也较轻。

自觉痒甚，其瘙痒程度因发病部位、个人耐受性的不同而有所差异。痒以夜间尤甚，症情厉害可影响睡眠。还有因搔痒而并发细菌感染，从而引发毛囊炎、疖肿、脓疱疮、淋巴管炎、淋巴腺炎等化脓性皮肤病。

急性湿疹如经妥当处置可获痊愈，但易复发。临床上也时常观察到由本型湿疹移行为亚急性湿疹或慢性湿疹的情况。

（二）亚急性湿疹

亚急性湿疹炎症反应缓解，红肿、渗出明显减轻。整个病变以丘疹为主，间有轻度糜烂，少量渗液，且伴有少许结痂或鳞屑。

此型湿疹，主观痒感依然存在，病程可达数周之久。倘若病性迁延不愈，可演变成慢性湿疹；如果处理欠妥当，症情迅速恶化剧变，还可逆转为急性湿疹。

（三）慢性湿疹

慢性湿疹可以在发病伊始就呈慢性型，但多数是从急性湿疹、亚急性湿疹演变而来，还可见于急性湿疹反复在同一部位发生，最终转变成慢性湿疹。

慢性湿疹好发于四肢，如手足、小腿、肘窝、腘窝等处，分布也多为对称。皮损常为局限型，呈皮肤增厚，浸润彰明，往往呈苔藓样变，色素沉着屡见不鲜，境界分外清晰。

患者常诉说剧痒难忍，遇热或夜幕降临时尤甚。病情缠绵，经年累月难以痊愈。在此期间，如局部治疗处理欠当或进食刺激性食物，可使慢性湿疹急性发作，这时其临床表现如同急性湿疹。

慢性湿疹还可凭依发生部位的不同而分别命名。现概述如下。

1. 耳部湿疹

耳部湿疹惯发在耳后皱襞处，中医称"旋耳疮"。皮损呈红斑、糜烂、渗出少许、结痂及皲裂。多对称分布，痒感较显著，易并发感染。儿童患者占多数。

2. 乳房湿疹

乳房湿疹多见于女性，在哺乳期易患此病。好发于乳头、乳晕及其周围，往往双侧同时受累。皮疹呈红斑、浸润、糜烂、渗出及结痂，有时伴皲裂。自觉痒甚，且有轻度痛感。若停止哺乳，症状可迅速改善，直至痊愈。

3. 手部湿疹

手部湿疹的最大特点是易受气候影响，冬天多加重，而夏季缓解。常常侵犯指背，皮损表现为浸润增厚较明显，可伴有皲裂及脱屑。奇痒难忍，往往因洗涤剂等刺激而招致病情恶化。

4. 小腿湿疹

小腿湿疹在临床上较为常见，好发生在胫部内、外侧面，分布对称，皮疹表现与急性或慢性湿疹相同。某些患者并发静脉曲张，多在小腿下1/3处，患处因血液回流障碍，可引起慢性瘀血，局部色素沉着颇著，有的还可发生溃疡。

5. 女阴或阴囊湿疹

女阴或阴囊湿疹发生于女阴或阴囊部位，皮损呈红斑、糜烂及渗出，也可出现苔藓样变，色素沉着明显，此型湿疹由于病发部位神经分布丰富，故患者自觉奇痒难忍。

6. 肛门湿疹

肛门湿疹发于肛门处，亦可涉及附近皮肤，皮损常为浸润肥厚、湿润或少许渗出，也能引起皲裂、剧痒。

（四）特殊型湿疹

1. 传染性湿疹样皮炎

传染性湿疹样皮炎常继发于细菌性化脓性皮肤病，如中耳炎、溃疡、瘘管炎及褥疮等。从上述病灶中排出分泌物，从而使其周围皮肤受刺激或致敏所引发的皮肤病。损害以感染病灶为中心向周围扩展和蔓延，表现为肿胀、红斑、水疱、脓疱、糜烂、渗出及结痂等。病变处可出现同形反应，即皮损与机械性损伤的形状一致。自觉瘙痒或有轻度痛感。

2. 自身敏感性皮炎

自身敏感性皮炎亦称自体敏感性湿疹，为患者对自体内部皮肤组织所产生的物质过敏而引发。这种湿疹在发病之前，身体某处已有1个湿疹病灶或其他皮肤病。皮损呈全身泛发性对称性湿疹样变。以小水疱或丘疱疹为主，也可出现同形反应，即皮损沿抓痕呈线状排列。此种湿疹往往在上述原发病灶急性发作7~10日后才致病。自觉痒甚。本病症状可随原发病灶好转而改善或消失。

3. 婴儿湿疹

婴儿湿疹是婴幼儿期最常见的皮肤病，多为满月后方发病。惯发于头面部，其他地方也可被波及。皮疹表现与急性或亚急性湿疹相同，时作时休，容易复发。剧痒难忍，故夜间哭闹、躁动不安。常伴有胃肠道症状，如腹泻等。目前，不少学者认为婴儿湿疹是特应性皮炎的婴儿型，但对此说法还有异议，理由为还有部分婴儿湿疹不是特应性皮炎。故此，学者提倡还可沿用"婴儿湿疹"之病名。

4. 钱币状湿疹

钱币状湿疹又称货币样湿疹，常发生于手背、四肢伸侧及臀部，往往对称分布，以冬秋季节多见。皮损形状似钱币，圆形或类圆形，直径2~5厘米，损害为在红斑的基础上出现丘疹或丘疱疹，可见糜烂及渗液。自觉痒甚，病程呈慢性发展，对治疗反应尚好，但也易复发。

二、病因辨证分析

湿疹多因湿热之邪蕴结于体内，复因外感风、湿、热邪，内外两邪相合，溢于肌表而发为本病。且风、湿、热三邪可贯穿疾病始终，而在疾病的不同时期，表现有所不同。又因为湿为阴邪，湿性重浊，其性黏腻，缠绵难愈，且易耗伤阴血，日久化燥伤阴，虚风内生，反复发作。

三、辨证治疗

（一）中药内治法

1. 湿热蕴肤证

临床表现 发病快，病程短，皮损潮红，有丘疱疹，灼热瘙痒无休，抓破渗液流脂水；伴有心烦口渴，身热不扬，大便干，小便短赤；舌红，苔薄白或黄，脉滑或数。

治法 清热利湿止痒。

方药 龙胆泻肝汤合萆薢渗湿汤加减。龙胆10克，黄芩10克，萆薢10克，薏苡仁10克，茵陈10克，白鲜皮10克，杏仁15克，甘草6克。水煎口服，每日1剂。

加减 水疱多、破后流脂多者，加土茯苓10克、鱼腥草10克；热盛者，加黄连解毒汤；瘙痒重者，加蒲公英10克、丹参10克。

2. 脾虚湿蕴证

临床表现 发病较缓，皮损潮红，有丘疹，瘙痒，抓后糜烂渗出，可见鳞屑；伴纳少，腹胀便溏，易疲乏；舌淡胖，苔白腻，脉濡缓。

治法 健脾利湿止痒。

方药 除湿胃苓汤或参苓白术散加减。苍术15克，白术10克，山药10克，薏苡仁10克，陈皮10克，白鲜皮10克，泽泻10克，白芷10克，白花蛇舌草10克，厚朴10克，山楂10克，车前子10克，甘草6克。水煎口服，每日1剂。

3. 血虚风燥证

临床表现 病程久，反复发作，皮损色暗或色素沉着，或皮损粗糙肥厚，剧痒难忍，遇热或肥皂水洗后瘙痒加重；伴有口干不欲饮，纳差，腹胀；舌淡，苔白，脉弦细。

治法 养血润肤，祛风止痒。

方药 当归饮子或四物消风饮加减。当归10克，生地黄10克，丹参10克，鸡血藤10克，荆芥10克，防风10克，乌梅10克，白芷10克。水煎口服，每日1剂。

加减 瘙痒不能入眠者，加知母10克、黄连10克、酸枣仁15克。

（二）其他疗法

1. 中成药外用

急性湿疹、糜烂渗液较多者用10%黄柏溶液湿敷，渗液不多者用三黄洗剂外搽；糜烂、脓疱、结痂时用黄连粉或青黛散油调外涂；亚急性湿疹，一般用三黄洗剂或青黛散油调外涂；慢性湿疹，用黑豆馏油软膏或黄连膏外涂。

2. 中药外洗

吴师机提出外治法"虽治在外，无殊治内""外治之理，即内治之理"的观点。邪在皮表，煎药外用，药可直达病处，故以中药煎汤外用，可达内服之效。中药外洗多以凉血祛风止痒药物为主，如地肤子、苦参、白鲜皮、黄柏等。水煎滤汁，每日湿敷2次。

3. 针灸疗法

体针：以曲池穴、血海穴、合谷穴、阴陵泉穴、肺俞穴为基础，辨证选穴；能有效改善皮损面积和瘙痒程度。

4. 艾灸

将艾炷放在皮疹四周，每隔1.5厘米放1壮，顺次点燃，每2日1次，有止痒的作用，但仅适用于慢性湿疹。

5. 火针疗法

火针治疗慢性湿疹多以火针点刺局部皮损为主。

6. 放血疗法

多以局部梅花针叩刺或三棱针点刺为主,适用于局限性慢性湿疹。消毒皮损后,用梅花针轻轻弹刺,由里向外,每3日1次,10次为1个疗程。

四、典型病例

患者,女,65岁。

主诉 双手背及小腿皮肤反复出现红斑、丘疹,伴瘙痒2个月。

现病史 患者2个月前无明显诱因出现双手背及小腿皮肤红斑、丘疹,瘙痒难忍,夜间尤甚。皮损处可有少量渗出及结痂,自行涂抹药膏(具体药名不详)后症状可暂时缓解,但易反复发作。现症见神疲乏力,面色少华,纳食一般,睡眠欠佳,二便调,舌质淡红,苔薄白,脉细滑。

中医诊断 湿疮(脾虚湿蕴证)。

西医诊断 慢性湿疹。

治疗

(1)西医治疗:局部外用氢化可的松。

(2)中药内治法:中药方剂以健脾利湿、清热止痒为法,方拟参苓白术散合二妙散加减。方中党参、白术健脾益气,茯苓、泽泻利水渗湿,共为君药。黄柏、苍术清热燥湿,地肤子、白鲜皮祛风止痒,共为臣药。甘草调和诸药,为使药。全方共奏健脾利湿、清热止痒之效。具体方药如下:党参15克,白术10克,茯苓15克,泽泻10克,黄柏10克,苍术10克,地肤子10克,白鲜皮10克,甘草6克。共7剂,每日1剂,水煎至200毫升,饭后温服。

(3)艾灸治疗:取足三里穴、三阴交穴、曲池穴等穴位,以温通经络,调和气血。

(4)针灸治疗:取合谷穴、血海穴、阴陵泉穴等穴位,以疏通经络,祛风止痒。

第六章

皮炎湿疹类皮肤病

|第一节| 老年皮炎湿疹类皮肤病概述

一、临床表现

（一）发病原因

皮炎湿疹类皮肤病属于一种常见的皮肤病，其发病原因多种多样，包括内在因素和外在因素2个方面。

1. 内在因素

（1）遗传因素：皮炎湿疹类皮肤病与遗传因素密切相关。有些人天生皮肤屏障就较为薄弱，易受到外界刺激而引起皮炎湿疹类皮肤病。

（2）免疫系统异常：一些人免疫系统异常，对外界的过敏原产生反应，最终导致皮炎湿疹类皮肤病的产生。

（3）内分泌失调：人体出现内分泌失调，身体内部环境不稳定，各项激素分泌失衡会提高皮炎湿疹类皮肤病的发病概率。

（4）血液循环障碍：血液循环障碍也是诱发皮炎湿疹类皮肤病的因素之一，如常见的静脉曲张便可导致湿疹。

（5）神经系统异常：神经系统功能障碍，大脑皮层兴奋和抑制过程失衡，易导致皮炎湿疹类皮肤病的产生。

（6）其他内在因素：情绪激动、失眠等内在因素也可导致皮炎湿疹类皮肤病的产生。

2. 外在因素

（1）感染因素：一些细菌、病毒、真菌感染会导致皮炎湿疹类皮肤病的产生。

（2）过敏原因素：外界过敏原的刺激引起人体的过敏反应，进而导致皮炎湿疹类皮肤病的产生。

（3）其他外在因素：化妆品刺激，气候变化，虫咬因素等外在因素也可导致皮炎湿疹类皮肤病的产生。

（二）发病症状

皮炎湿疹类皮肤病涵盖范围广泛，不同种类及不同发展阶段表现出的症状都会有一定程度上的区别。皮炎湿疹类皮肤病的症状主要表现为皮肤瘙痒、红斑、丘疹、渗出、糜烂、结痂、脱屑、皮肤干燥、角化、增厚、片状脱屑的苔藓化外观等。

（三）发病部位

皮炎湿疹类皮肤病的发病部位广泛，可发生在面部、眼睑、头部、前额、颈部、肘部、膝部、腕部、前臂、生殖器等部位。一些部位更多暴露在外界，同时皮肤屏障也更薄弱，在阳光刺激、摩擦刺激等外界刺激或机体内部异常的影响下，更易发生皮炎湿疹类皮肤病。

二、疾病特点

（一）老年人的皮肤变化

皮肤是人体最大的器官，是机体内外环境之间的重要屏障。随着年龄的增长，皮肤结构和功能都会出现明显变化，这些变化会对老年皮炎湿疹类皮肤病产生影响。皮肤老化包括内源性老化和外源性老化，两者具有不同的临床和病理生理学特征。

内源性老化又称自然老化，指随着年龄增长，皮肤自然衰老而发生结构和功能的生理性改变。内源性老化的过程中，皮肤变得干燥、萎缩、松弛和色素不均匀；由于弹性蛋白和胶原纤维等物质的减少，老年人的皮肤更易受损伤，且出现皱纹；血管密度降低，皮肤血流量减少；皮脂腺和汗腺数量均减少，脂质和水分含量减少，出现皮肤干燥；与年龄增长相关的皮肤变化会导致感受触摸和疼痛的神经阈值升高，进而给皮肤带来更多的损伤风险；皮肤免疫细胞数量和功能会逐渐下降，相应的免疫细胞对于病原体的吞噬功能减弱；老年人皮肤菌群多样性减小，皮肤表面驻留的有益微生物减少；皮肤表面pH升高，导致皮肤表面酸性保护层被破坏，使老化的皮肤更容易受到机械性或化学性刺激的损伤。

外源性老化主要是指由紫外线照射引起的光老化，还包括气候环境、生活方式和个人习惯等因素进一步导致暴露部位的皮肤衰老速度加快。外源性老化中最主要的因素是紫外线辐射，过度的紫外线辐射会使皮肤出现干燥、萎缩、色素不均匀、皱纹粗深、毛细血管扩张等情况。

（二）皮炎湿疹类皮肤病更易发且更严重

基于上述对老年人皮肤变化的概述，我们可以得出结论：随着年龄的增长，皮肤会出现一系列的老化情况，如干燥、萎缩、色素不均匀、免疫细胞数量减少、血管密度减少等。一系列的皮肤老化情况会导致老年人的皮肤容易受到机械性或化学性刺激的损伤，也更易受到外来病原体的感染，进而导致皮炎湿疹类皮肤病的发生率更高且严重程度加剧。

第二节 老年皮炎湿疹类皮肤病中医特色疗法

一、中医辨证

（一）八纲辨证

八纲包括阴、阳、表、里、虚、实、寒、热，是辨证的基本方法。其中的阴阳又是贯穿中医理论体系的一个重要理论工具，既互相对立又互相依存，不管病情多么错综复杂，都要用阴和阳来概括。因此，分清阴阳才能抓住疾病的本质，确立治疗的原则，如表、热、实属阳，里、寒、虚属阴。临床上如急性泛发性湿疹、接触性皮炎等皮炎湿疹类皮肤病患者，伴有发热、面红、烦躁、口干、大便干、小便黄、脉浮数及滑数等症状，可归属"阳"证范畴。临床上皮炎湿疹类皮肤病表现为慢性、渗出性、肥厚性的患者，同时伴有口淡、口腻、饮食欠佳、胸腹胀满、大便不成形或先干后稀、脉沉细、舌体淡胖嫩等症状，可归属"阴"证范畴。

（二）脏腑辨证

脏腑辨证是中医辨证体系中的重要内容之一，有较完整的理论系统，生理和病理概念较准确，纲目清楚，有很好的临床指导作用。中医认为皮炎湿疹类皮肤病的发生由机体心火过旺、脾胃湿热、脾虚湿蕴、肝郁脾弱、脏腑虚弱、外邪侵入、湿热相斥所致。

（三）卫气营血辨证

卫气营血辨证是由清代的叶天士创立的，他将外感温热病的不同病理过程由浅入深分为卫分证、气分证、营分证、血分证4个阶段。就病变部位而言，卫分证主表、气分证主里、营分证主热入心营、血分证主热入心肝肾，后两者也可以合称为营血证，说明病邪深在、病情很重。临床上需要对患者所患的皮炎湿疹类皮肤病的特征以及患者伴有的卫分、气分、营分、血分的相应症状相结合进行辨证，来判断病情所处阶段以及所需要用到的治则治法。

二、中医特色疗法

（一）汤剂疗法

中医学对皮炎湿疹类皮肤病的治疗研究已久，运用汤剂对皮炎湿疹类皮肤病患者进行治疗是其中最主要的中医特色疗法。

1. 组方总结

老年皮炎湿疹类皮肤病的汤剂组方需要根据辨证情况和患者的实际情况进行相应的调整。如湿热浸淫证，给予清热利湿止痒，方选龙胆泻肝汤加减；热毒蕴肤证，给予清热凉血解毒，方选皮炎汤加减；血虚风燥证，给予养血润燥，祛风止痒，方选当归饮子合消风散加减；脾虚湿蕴证，给予健脾除湿止痒，方选除湿胃苓汤加减；风寒束表证，给予疏风散寒，调和营卫，方选桂枝麻黄各半汤加减；风热犯表证，给予疏风清热止痒，方选消风散加减；气血两虚证，给予益气养血，祛风止痒，方选当归饮子加减。

当下有许多医生及研究者采用中药汤剂对皮炎湿疹类皮肤病患者进行治疗，取得了良好的效果。如自拟汤剂组方：苦参12克，白芷15克，苍耳子10克，白鲜皮20克，三七18克，黄芩9克，黄连9克，黄柏9克；血虚者可加当归15克，气虚者可加人参20克，血瘀者可加桃仁5克、红花5克。汤剂中的基本中药有白鲜皮、白芷、苦参、黄芩、黄连、黄柏等中药，临床治疗时需在此基础上进行加减。在该方中白鲜皮具有清热燥湿、祛风解毒之功效，在现代药理研究中，白鲜皮起到明显的抗菌作用；苦参有清热燥湿、杀虫、利尿之功效；白芷有祛病除湿、排脓生肌、活血止痛等功效，在现代药理研究中，白芷有抗炎、解痉止痛、抗菌等作用；苍耳子有散风、除湿、通窍等功效；黄柏有清热燥湿、泻火除蒸、解毒疗疮的功效；黄连有清热燥湿、泻火解毒之功效，在现代药理研究中，黄连起到抗菌、抗真菌、抗病毒等作用；黄芩有清热燥湿、泻火解毒的功效，在现代药理研究中，黄芩起到抗菌、抗病毒、抗炎、抗变态反应、抗真菌等作用；三七有散瘀止血、消肿定痛的功效。诸药合用，共奏清热解毒、泻火除湿之功效。众多医生对该自拟方剂进行加减调整后用于临床，临床应用结果显示，其对皮炎湿疹类皮肤病有良好的治疗效果。

2. 药对总结

历代医家都十分重视中药的配伍，两药合用能产生与原有中药均不相同的功效。人们习惯将两药合用发挥协同作用，增强疗效；或消除毒副作用，抑其所短。专取所长或产生与原药各不相同的新作用的中药配伍，统称为"药对"。在中医学的发展过程中，有医生对治疗皮炎湿疹类皮肤病的药对进行了总结。

（1）马齿苋与金银花：马齿苋别名五行草，民间亦称长命草、长寿菜，性寒，味酸，归肝、大肠经，功用清热解毒、凉血止痢；金银花又名双花、忍冬花，性寒，味甘，归肺、心、胃经，有清热解毒、疏散风热的功效。临床上常采用金银花、马齿苋配伍连翘、淡竹叶、丹参、羚羊角粉，一方面以辛凉清轻宣散，透热转气；另一方面清心凉营除烦，祛除热邪，宣畅气机，使营热向外，从肌表透达而解。

（2）防风与苏叶：防风，性微温，味辛、甘，归膀胱、肝、脾经，其缓和柔润，温而不燥，缓而不峻，气味俱薄，性主升浮，善行周身，有祛风止痒、胜湿止痛之功效，炒制后有升发脾阳的作用；苏叶，性温偏燥，味辛，归肺、脾经，功用疏风解表、行气宽中、解鱼蟹毒。在辨证的基础上加用防风和苏叶既可加强发表祛风止痒之力，又能化湿和中，二药相须为用，尤其适用于食用鱼、虾、蟹引起过敏反应伴有腹痛、吐泻等胃肠道症状者。

（3）白蒺藜与钩藤：白蒺藜又名刺蒺藜，性平，味辛、苦，归肝经，功效为平降肝阳、疏肝解郁、祛风止痒；钩藤，性凉，味甘，归肝、心包经，功效为清热息风、平降肝阳、清泄肝火。临床上该药对适用于患者情志不畅，气郁化火，肝阳上亢，生风化燥，或湿邪郁久化热，耗损津液，伤及肝阴，而致肝风内动，进而导致皮炎湿疹类皮肤病的情况。

（4）龙齿与牡蛎：龙齿为古代多种大型哺乳动物的牙齿化石，性凉，味甘、涩，归心、肝、肾经；牡蛎为牡蛎的贝壳，咸涩质重，性微寒，归肝、肾经。临床上该药对适用于体质偏热、心肝火旺非虚寒的皮炎湿疹类皮肤病患者，起镇心安神、除烦助眠之功，常可提高临床功效。

（二）针灸疗法

运用针灸的治疗方法治疗老年皮炎湿疹类皮肤病是中医特色疗法之一。临床上运用针灸治疗老年皮炎湿疹类皮肤病时以整体观理论为指导，起到调和阴阳、清热利湿、调节局部经络之气的作用。常用穴位有足三里穴、曲池穴、阴陵泉穴、血海穴、阿是穴等，同时根据不同的辨证情况以及皮炎湿疹类皮肤病所出现部位的不同也可有不同的配穴，如脾虚湿蕴配足三里穴、脾俞穴；肝郁化火配肝俞穴、行间穴；血虚风燥配膈俞穴、三阴交穴；阴囊湿疹配箕门穴、曲泉穴；肛门湿疹配长强穴等。

与此同时，情志因素也是老年皮炎湿疹类皮肤病的重要发病因素，针灸疗法同样可以调节患者的情志，进而达到治疗老年皮炎湿疹类皮肤病的目的。此时临床治疗常选择心经、心包经、肝经的腧穴以起到调畅情志、清心泻火、疏肝解郁的作用。

（三）中药外用熏洗疗法

中药外用熏洗疗法是中医外治疗法的重要组成部分。该疗法具有操作简单、疗效确切的优点；应用范围相当广泛，涉及内科、外科、妇科、男科、儿科、皮肤科、五官科、骨伤科和肛肠科等科目的数百种疾病，也可用于老年皮炎湿疹类皮肤病的治疗。当下有众多医生及研究人员对患有皮炎湿疹类皮肤病的患者采用中药外用熏洗的治疗方法并取得了很好的治疗效果，如用生大黄、黄柏、地肤子、蛇床子、炒苍术、硫黄各20克，新疆紫草、枯矾各15克，乌梅、苦参、生百部各30克，花椒10克，如皮肤干燥、皲裂则去枯矾，加当归20克、黄精15克，与3 000毫升水同时加热，对患处进行熏洗，每日熏洗1次，每次30分钟。

（四）其他中医特色疗法

对于老年皮炎湿疹类皮肤病，除了汤剂疗法、针灸疗法和中药外用熏洗疗法，还有许多中医特色疗法。

1. 艾灸

艾灸可以用于老年皮炎湿疹类皮肤病患者的辅助治疗。患者可在医生的指导下艾灸足三里穴、阴陵泉穴、三阴交穴等穴位，起到缓解老年皮炎湿疹类皮肤病引起的瘙痒等症状的作用。

2. 中药冷喷法

中药冷喷法是将中药的功效和冷喷的物理作用相结合的疗法，中药洗剂具有抗菌、消炎、收敛、止痒、止痛的功效，并具有清热凉血、祛风除湿、扶正固本、祛邪之功效。冷喷的低温刺激，可以引起血管收缩，血流减少，有利于水肿和炎症的消退。将地肤子30克、白鲜皮30克、苦参30克、夏枯草20克用无纺布药袋包裹，加入适量清水，煮沸20分钟后，待药液冷却，放入冰箱内冷藏30分钟后拿出；倒适量药液于中药冷热喷雾器内冷喷患处，每次20分钟，每日治疗1次，可以对皮炎湿疹类皮肤病起到较好的治疗效果。

3. 中成药治疗

有许多中成药也可以用于老年皮炎湿疹类皮肤病的治疗。如消风止痒颗粒、参苓白术散、青鹏软膏等中成药。由于老年人的体质较弱，以及老年皮炎湿疹类皮肤病的辨证情况复杂，中成药也需要在医生的指导下使用。

第三节 系统性接触性皮炎

一、临床表现

系统性接触性皮炎（systemic contact dermatitis），全名为系统性再活化接触性皮炎（systemic reactivated contact dermatitis）。本病是指已具有接触过敏的个体，当半抗原通过口服、透皮、静脉注射或吸入进入机体到达皮肤而发生的一种炎症性皮肤病。本病表现为汗疱样发疹、泛发性皮炎湿疹样改变；出现狒狒综合征，即像狒狒一样臀部有深紫色、红色丘疹，形成大片红斑；同时患者自觉瘙痒，会出现头痛、乏力、恶心、呕吐、腹泻等全身症状。

二、辨证治疗

系统性接触性皮炎的发生是由于患者再次接触过敏原所致。因此，首要任务是帮助患者避免接触或摄入过敏原。同时，医生应根据患者的受教育程度，以文字和图表的形式帮助患者识别和避免过敏原。

在患者避免接触和摄入过敏原后，中医医生可以根据患者的症状进行辨证论治。例如，中医认为皮炎湿疹类皮肤病的发生与机体心火过旺、脾胃湿热、脾虚湿蕴、肝郁脾弱、脏腑虚弱以及外邪侵入有关。中医医生可以根据这些情况进行相应的辨证论治，并采用中医药治疗，以改善患者的症状并加速康复过程。

第四节 脂溢性湿疹

一、临床表现

脂溢性湿疹（seborrheic eczema），即脂溢性皮炎（seborrheic dermatitis），是发生在皮脂腺丰富部位的一种慢性丘疹鳞屑性炎症性皮肤病。本病在湿疹特点基础上具有皮脂分泌较多的特点，同时患者具有红斑、丘疹、水疱、糜烂、渗出、结痂、银屑等多形性损害。

二、辨证治疗

（一）中医内治法

1. 肺胃热盛证

临床表现 起病突然，皮损为红色，并有渗出、糜烂、结痂、痒剧，伴心烦口渴，大便秘结。舌质红，苔黄，脉滑数。

治法 清热解毒，祛湿止痒。

药物 地肤子12克、生地黄20克、黄芩10克、桑白皮15克、薏苡仁30克、山楂15克、槐花12克、枇杷叶10克、甘草6克、土大黄10克、黄连6克。

2. 脾虚湿困证

临床表现 发病较缓，皮损为淡红色或黄色，有灰白色鳞屑，伴便溏。舌淡红，苔白腻，脉滑。

治法 健脾祛湿止痒。

药物 茯苓12克、苍术10克、厚朴10克、滑石15克、炒白术12克、猪苓10克、炒黄柏10克、炒枳壳10克、泽泻10克、甘草6克、陈皮6克。

3. 血虚风燥证

临床表现 皮肤干燥，有糠秕状鳞屑，瘙痒，头发干燥无光，常伴有脱发。舌质红，苔薄白，脉弦。

治法 滋阴养血，祛风止痒。

药物 白蒺藜12克、何首乌15克、牡丹皮12克、地骨皮12克、生地黄15克、黄芪20克、当归12克、山楂12克、荆芥10克、白芷10克、白芍12克、麦冬15克、僵蚕10克。

4. 肝胆湿热证

临床表现 皮损为黄红色斑丘疹或斑片，边缘清楚，表面覆盖油腻性鳞屑或灰白色鳞屑，脱屑显著，常伴有不同程度的瘙痒。

治法 泻肝胆实火，清下焦湿热。

药物 龙胆草6克、栀子10克、黄芩12克、柴胡10克、生地黄15克、车前子15克（包煎）、泽泻10克、木通6克、甘草6克。

（二）针灸治疗

脂溢性湿疹是一种常见的皮肤病，在临床上采用针灸治疗方法可以取得显著的疗效。针灸治疗脂溢性湿疹主要通过清热利湿、清热解毒、凉血祛瘀等方式来实现。在临床实践中，选择的针灸穴位包括曲池穴、合谷穴、阿是穴、委中穴、大椎穴、太阳穴、头维穴、血海穴、内庭穴，以及十宣穴、十二井穴等。综合选取这些穴位进行针灸治疗，能够取得良好的疗效。

（三）中药熏洗治疗

金银花、蒲公英、白鲜皮和马齿苋是用于熏洗脂溢性湿疹患处的常用中药。此外，还有当归、生地黄、丹参和黄芪等中药也可使用。建议患者在医生的指导下使用这些药物。使用这些中药的熏洗治疗方法可以帮助缓解脂溢性湿疹的症状，改善患处的情况。

（四）中成药治疗

三黄片和龙胆泻肝胶囊等中成药具有清肝胆、利湿热、泻火解毒的功效。它们适用于缓解脂溢性湿疹引起的疼痛、瘙痒等症状。这些中成药的使用可以帮助患者改善脂溢性湿疹的症状，提高患者的生活质量。但要注意的是，患者使用中成药应在医生的指导下进行。

第五节 干燥性湿疹

一、临床表现

干燥性湿疹（xerotic eczema），又称皮脂缺乏性湿疹（asteatotic eczema）或皲裂性湿疹（eczema fissum）。由于患者皮脂腺分泌减少，表皮屏障功能障碍，皮肤缺乏水分、缺乏弹性而干燥，若加上外界的刺激使皮肤仅有的皮脂流失、角质层破坏，患者便容易出现干燥性湿疹的症状，表现为皮肤干燥、变薄，有少许干性鳞屑，表面有纵行和横行的裂纹，如龟背状，皲裂处有湿疹，皮潮红，皮肤瘙痒。

二、辨证治疗

（一）中医内治法

血虚风燥证

临床表现 患者皮肤常出现干燥、鳞屑、瘙痒的症状，可能会伴有面色苍白、头晕眼花、失眠等气血不足的症状。

治法 滋阴养血，祛风止痒。

药物 当归12克、熟地黄15克、生地黄15克、黄芪20克、天冬12克、麦冬12克、升麻6克、黄芩10克、桃仁10克、红花6克、天花粉12克。

（二）针灸治疗

针灸治疗干燥性湿疹可产生一定的疗效。该疗法通过针刺特定穴位，疏通经络，清热解毒，能有效促进皮肤的血液循环，从而改善症状。这种治疗方法在干燥性湿疹患者的治疗中能表现出良好的效果，为改善患者的生活质量提供一种可行的选择。

（三）中药熏洗治疗

中药熏洗疗法在治疗干燥性湿疹方面具有一定的疗效。为了达到最佳效果，选择合适的中药配方至关重要。常用的中药包括苦参、黄柏、地肤子和蛇床子等。这些药物具有清热燥湿、止痒的功效，能够有效缓解干燥性湿疹的症状。通过中药熏洗疗法，患者的症状可以得到较明显的舒缓和改善，提高生活质量。

第六节 静脉曲张性湿疹

一、临床表现

静脉曲张性湿疹（varicose eczema），又名静脉瘀滞性湿疹（varicose stasis eczema），是一种由腿部静脉曲张引起的、与循环问题相关的皮肤病。静脉曲张是指静脉在血液回流受阻的情况下膨胀扭曲，在此情况下静脉管腔扩大，静脉瓣不能完全关闭而发生功能不全，静脉血出现瘀滞。静脉血瘀滞部位发生肿胀，出现水肿和软组织增生的情况，进而患者局部出现红斑、丘疹、水疱、糜烂等湿疹症状。

二、辨证治疗

（一）中医内治法

1. 瘀血内停证

临床表现 患者局部出现红斑、丘疹、水疱、糜烂等湿疹样改变，有深褐色色素沉着，有明显的静脉曲张。

治法 活血破瘀。

药物 熟大黄10克、土鳖虫6克、水蛭3克、虻虫3克、蛴螬3克、干漆3克、桃仁10克、苦杏仁10克、黄芩10克、地黄15克、白芍12克、甘草6克。

2. 脾虚湿盛证

临床表现 患者局部出现红斑、丘疹、水疱、糜烂等湿疹样改变，有深褐色色素沉着，伴有下肢肿胀、纳少等症状。

治法 清热燥湿，理气健脾。

药物 苍术10克、厚朴10克、陈皮6克、茯苓12克、猪苓10克、泽泻10克、白术12克、滑石15克（包煎）、茵陈15克、甘草6克。

（二）针灸治疗

针灸是一种有效治疗静脉曲张性湿疹的方法，但具体的治疗方案因人而异，需要根据患者的个体情况进行个性化治疗。针灸通过刺激特定穴位来调节气血，促进血液循环，从而缓解静脉曲张性湿疹的症状。在静脉曲张性湿疹的针灸治疗中，常用的穴位包括血海穴、曲池穴、风市穴、阿是穴等。刺激这些穴位可以在一定程度上改善患者的症状。

（三）中药熏洗治疗

中药熏洗的方式也可以用于治疗静脉曲张性湿疹，改善该疾病的不良症状。在熏洗治疗中，可以选择当归尾、羌活、独活、白芷、桃仁、红花等中药材。这些中药材的使用可以帮助患者缓解静脉曲张性湿疹的症状，提高患者的生活质量。

第七章

医源性皮肤损伤

一、临床表现

医源性皮肤损伤是指由于医疗程序或诊断方法引起的皮肤损伤,也被称为医源性皮肤病。如手术治疗、放射治疗、化学治疗、激光治疗等,这些医疗程序和诊断方法都可能会导致皮肤受到损害。医源性皮肤损伤的程度可能因个体差异而有所不同,通常会引起皮肤红斑、肿胀、瘙痒、疼痛等症状,严重时还可能出现溃疡、坏死等症状。如果出现了医源性皮肤损伤,应及时停止相关诊疗程序,并及时就医。医生通常会根据病情的严重程度进行有针对性的治疗,如局部消毒、包扎、药物治疗等。同时还会辅以物理治疗,如紫外线治疗、红外线治疗等,以促进局部炎症消退、加快受损皮肤的恢复。

二、病因辨证分析

医源性皮肤损伤有以下几点原因。内科病房经常收治昏迷、瘫痪、疾病晚期衰弱的老年患者。老年人的皮肤存在代谢减慢、皮肤保湿能力降低、皮脂腺和汗腺分泌减少、皮肤屏障功能受损、表皮细胞更新速度减慢等生理特点,经常会发生各种原因导致的皮肤损伤。

(一)胶布粘贴或撕脱所致

1. 非张力性机械性损伤

其原因是选择的胶布黏性太强或不正确的揭除手法,如揭除时未用手轻按皮肤，或逆着毛发生长方向撕除、暴力撕除胶布。其表现为粘贴部位皮肤红肿、破损、刺痛。

2. 张力性机械损伤

其原因是粘贴胶布时牵拉过紧，先粘贴一端后再粘贴另一端。其表现为粘贴部位皮肤充血、红肿、撕脱，典型病例为粘贴胶布的两端出现水疱。

3. 过敏反应

其原因是患者对胶布本身的黏胶或材料过敏。其表现为粘贴部位皮肤红、肿、有丘疹及发痒，涉及胶布四周的广泛部位，不限于胶布边缘。胶布粘贴时间越长的患者，过敏反应越严重。

（二）监护设备因素

1. 监护仪导联线引起的损伤

由于患者年龄大，动作迟缓、感觉迟钝，护士协助翻身时或患者烦躁时，将导联线压在身下，导联线紧贴患者皮肤，时间过长就会造成皮肤受损，主要表现为腰背部皮下瘀血、水疱。

2. 电极膜引起的损伤

电极膜中间的黏性物质在患者身体上粘贴时间过长，粘贴部位会出现皮肤过敏，从而引起胸腹部粘贴处瘙痒、发红、有小水疱，因搔抓导致皮肤破溃。

3. 血压计袖带引起的损伤

患者监测血压时需要绑袖带，为了减轻工作量，护士测完血压后没有把袖带解下来，使袖带长时间包扎在患者的上臂；上臂皮肤受压，出现线状出血样损害，皮肤瘀血，有的形成水疱、破溃。

4. 血氧饱和度监测仪引起的损伤

血氧饱和度监测需要钳夹手指。由于长时间钳夹在同一根手指上，导致患者的手指出现缺血样损害，手指指腹组织变形、血液循环差，局部瘀血。

（三）各种固定导管的压迫

患者因为吸氧管长时间的压迫，鼻胃管的固定绳牵拉过紧导致鼻前庭、耳后、面部皮肤损伤；尿管、输液管调节器、静脉导管肝素帽的压迫亦可导致局部皮肤损伤。

（四）约束带的约束

约束带的约束导致受约束肢体瘀血和皮肤破损。

（五）医务人员因素

医务人员责任心不强、技术不熟练或操作不当导致患者皮肤损伤。①热损伤：保暖措施（热水袋、热水瓶、取暖器、暖风机等）不恰当，各种治疗仪（包括红外线治疗仪、微波治疗仪、频谱治疗仪等）损伤，激光治疗损伤，洗浴烫伤，各种物理治疗方法如熏蒸、灸疗、蜡疗、拔火罐等烧伤。②输液药物渗漏：包括化疗药物、升压药、葡萄糖酸钙、氯化钾等药液外渗导致的损伤。③化学性损伤：包括碘酊、高锰酸钾及其他消毒剂、外用药等灼伤。④电损伤：包括高频电刀、电凝器、负极板烧伤。⑤放射性损伤：包括肿瘤放射治疗、其他放射治疗等损伤。⑥其他损伤：包括紫外线消毒灯烧伤等。⑦医务人员责任心不强，对患者评估不到位，预防措施没有落实等导致患者发生皮肤损伤。

三、中医治疗可能导致医源性皮肤损伤的原因分析

（一）皮肤烧伤

中医外治疗法是指运用中药或有关治疗操作，直接施于病变外表或病变部位，以达到治疗目的的一种治疗方法；而医源性皮肤损伤是指在医疗上由于某些器械故障、操作不当或使用某些医疗材料造成的皮肤损伤，医源性皮肤烫伤属于医源性皮肤损伤的一种。在护理不良事件中，烧伤的发生频率不仅高，而且较机械创伤更为复杂、治疗难度更大。随着中医护理技术的不断发展，随身灸、拔火罐、中药热敷等中医热疗护理技术被广泛应用于临床，由中医外治疗法引起的烧伤也在不断发生。

（二）过敏反应

由于现代医学对许多中药的具体成分研究不足，中药中的很多成分至今尚未明确。在中医治疗的过程中会有小概率导致患者出现过敏反应，进一步导致患者的皮肤出现损伤。因此在临床中应该注意对于药物剂量的把控。

（三）化学性损伤

部分中药包含一些对皮肤具有刺激性的物质，在临床应用中由于医护人员的疏忽或者对于剂量的把控出现失误，有可能导致患者的皮肤出现化学性损伤。在临床中应妥善保管此类药物，在运用其治疗时应注意剂量并且通过配伍减轻其对于皮肤的损伤。

（四）各种机械性损伤

在中医的治疗过程中常常使用针刺、挤压、固定等手法进行治疗。在治疗过程中由于医护人员的操作失误容易导致皮肤受到机械性损伤。在临床上应该熟练掌握操作手法，精准控制操作的时间、力度、位置。

四、辨证治疗

（一）中医外治疗法治疗医源性烧伤

在众多的医源性皮肤损伤之中，由于治疗过程中的操作不当导致患者烧伤的医源性烧伤在临床中不仅发生频率高，而且导致的危害相比其他类型的损伤更为严重，治疗难度也较大。而中医的外治疗法对于医源性烧伤不仅有独特的疗法，而且也在很多时候有好的疗效。

临床治疗烧伤的外用药物及剂型多种多样。现有研究表明，适宜的中药及剂型可通过促进烧伤动物血清和创面组织生长因子的分泌及释放来抑制烧伤炎症反应，降低烧伤组织含水量，减轻创面水肿；调控胶原的合成及代谢，提高创面羟脯氨酸含量及Ⅲ/Ⅰ型胶原比例；清除氧自由基，抑制脂质过氧化反应；有效预防或减少瘢痕形成，提高创面愈合质量。近年来的研究报告显示，中医治疗烧伤多选用黄连、黄柏、冰片、黄芩、地榆、白及、明矾等药性偏寒凉，具有清热泻火、活血化瘀、敛疮生肌、消肿止痛等功效的中药。如滕志敏于《白及在中医外治方面的应用》研究中提到，白及具有收敛止血、消肿生肌的功效，主要应用于痈肿疮病、水火烫伤、手足皲裂、肛裂等；梅拉·哈万等人在《中药紫草的临床应用探讨》中提出，紫草味甘、咸，性寒，归心、肝经，具有清热凉血、活血、解毒、透疹等功效，可应用于疮疡、湿疹、水火烫伤等；何婷等于《大黄在外科中的应用》中提到，大黄在治疗烧伤方面疗效甚佳。当然，一味中药对疾病的疗效可能不足，中医讲究配伍运用，所以要根据病情配伍多种中药，并制成油剂、膏剂、散剂、膜剂、水溶剂、喷雾剂、霜剂、搽剂等各种剂型。另外，不同剂型对不同病因、不同时期、不同深度的烧伤疗效亦不同，还应根据不同病情，选用适宜剂型。

（二）中医治疗医源放射性损伤

放射治疗是恶性肿瘤治疗的重要手段，大约70%以上的癌症需要放射治疗，对许多癌症患者而言，放射治疗是唯一可用的治疗方法。但是在放射治疗中产生的电离辐射可使大部分患者局部皮肤产生不同程度的损伤，引起放射性皮炎，不但会给患者带来痛苦，严重时还会影响放射治疗的进程。据统计，肿瘤放射治疗患者皮肤损伤的发生率为91.4%，因损伤严重而被迫中断治疗的发生率为58.1%。中医中药在放射性皮肤损伤的治疗方面具有一定的优势。

中医对放射治疗所致放射性皮肤损伤的辨证分析可以参考"烫火伤""疮疡"。放射治疗是一种杀伤因素，属火热毒邪，热能化火，灼伤皮肤，耗伤阴液，阴津不足，热毒郁结皮肤而致损伤。轻者出现红斑、色素沉着、脱毛和脱皮，重者出现溃疡、坏死。放射性皮肤损伤发生的病因辨证分析主要为热毒过盛，火毒蕴蒸于皮肤，热盛肉腐，从而产生脱屑、溃疡，热入营血，血热互结，血失濡润，血行不畅而瘀阻，经络阻塞而致灼痛，兼夹湿邪而溢液。由于放射线属热毒、燥邪，连续的放射治疗，使机体的阴津耗伤，不能濡养肌肤孔窍，而致津液耗伤。随着放射量的增加，燥热之邪犯里，火热炽盛，蕴结成毒，加之瘀血内郁，脉络不通，皮肤黏膜红肿、溃疡，疼痛难忍，出现热毒瘀结的证候表现。热毒瘀结，阴津耗伤，肌肤不得荣养，故破溃难愈。因此，放射性皮肤损伤治疗应以清热解毒、养阴生津、祛瘀生肌为主。现在治疗放射性皮肤损伤（包括烫火伤）的中药组方大多是以四黄（大黄、黄连、黄柏、黄芩）为主的散剂、膏剂。

（三）中医治疗三伏贴所致皮肤损伤

研究显示，部分学者一直秉承"治未病""冬病夏治"的中医学思想，在每年的三伏天对慢性疾病患者行中药敷贴治疗，以达到温经散寒、补虚助阳、防病治病的目的。然而，部分患者在敷贴过程中可能出现局部红肿、灼热、疼痛、水疱甚至溃疡等不良反应而影响治疗效果，且一旦出现水疱、溃疡等皮肤损伤，传统的碘伏换药等治疗方法效果欠佳。

相关研究证明，三伏贴内白芥子所含的白芥子苷在芥子酶的作用下可水解为具有挥发性的芥子碱，而芥子碱具有较强的走窜性和穿透性，可使皮肤出现瘙痒、灼热、疼痛、水疱等不良反应。虎杖黄芩酊主要由虎杖、黄芩、紫草茸、冰片等组成，其中虎杖具有祛风利湿、清热解毒、散瘀止痛之功，黄芩具有清热燥湿、泻火解毒、止血之效，紫草茸具有清热凉血、活血消肿之功，冰片具有消肿止痛、收敛祛湿、防腐生肌之效，诸药合用可达到清热解毒、消肿止痛、凉血止血、收敛祛湿、防腐生肌的目的，进而促进皮损创面的愈合。

五、总结

医源性皮肤损伤从根本上来讲，其实还是治疗水平不够高、治疗流程不够规范以及治疗操作出现失误造成的。治疗水平不足所导致的必然的损伤我们无法避免，只有通过科研人员的不断探索，开发更好的治疗方法以及药物才能消除医源性皮肤损伤。我们能做出的努力更多的还是在规范流程和提高操作水平方面。因此，只有采取有效的管理措施，使用科学的评估工具，加强医护人员的责任心，不断减少临床医源性皮肤损伤事件的发生，才能真正保障患者及医务人员的安全。

第八章

神经性皮肤病

第一节 神经性皮炎

一、临床表现

神经性皮炎（neurodermatitis），即慢性单纯性苔藓（chronic simple lichen），是一种以阵发性剧痒和皮肤苔藓样变为特征的慢性炎症性、神经功能障碍性皮肤病，属于中医银屑病（即牛皮癣）和"顽癣""摄领疮"等范畴。主要病因为肝气郁滞、风湿热阻、血虚生风、过食辛辣等，导致大脑皮质兴奋和抑制功能失调，中老年人发病率较高。

二、辨证治疗

（一）中药疗法

1. 从神论治

在临床中，多数神经性皮炎患者因疾病的困扰而神志不安，影响睡眠，可治以调神除湿汤。

2. 从血论治

神经性皮炎的病因可为"风"，根据"治风先治血，血行风自灭"，治疗时可重视活血药、养血药的使用，并适当配伍祛风的虫类药物。

(二)针灸疗法

1. 梅花针法

取穴以皮损局部皮肤和曲池穴、三阴交穴、风池穴、足三里穴、血海穴等穴位为主;用梅花针在皮损部位局部叩刺,直至局部皮肤充血或少量出血,同时辅以灸法。使用针刺使皮损出血,推动邪气外泄,使气血顺畅,以达到活血化瘀的目的,就此达到祛风、除湿、止痒的目的。

2. 针刺结合刺络拔罐法

针刺主穴选取合谷穴、内关穴、曲池穴、血海穴、三阴交穴、太冲穴、阿是穴等。阿是穴采用围刺,其他腧穴采用常规针刺,以平补平泻手法行针,取针后选取肺俞穴、曲池穴、阿是穴进行刺络拔罐。

3. 点刺放血法

"凡治病必先去其血",通过刺络放血,使得脉道通利,气血和则痒止。朱庆军医师推荐在制污穴、肘窝、腘窝及耳背络脉进行点刺放血。

第二节 结节性痒疹

一、临床表现

结节性痒疹(prurigo nodularis)为疣状结节性损害,好发于四肢。皮损初起为水肿性红色坚实丘疹,很快呈半球状结节。目前,西医治疗主要采用抗组胺药物、糖皮质激素类药物及免疫抑制剂等,临床疗效不甚令人满意,且长期使用激素类药物易引发严重的并发症。中医称结节性痒疹为"顽湿结聚",也属于"马疥""痒风",其病因以风、湿、热、瘀为主。

二、辨证治疗

（一）中药疗法

1. 健脾除湿，杀虫止痒

结节性痒疹患者多为素体脾虚蕴湿，而外感风邪或蚊虫叮咬，风毒湿邪胶结，湿热内生，化而为虫，虫毒作甚，瘙痒难忍。此病之本为脾虚，其标为感受风湿热虫毒之邪，故治疗该病以健脾除湿、杀虫止痒为治疗原则，佐以祛风散结等法。方选四君子汤合杀虫方加减，临证加用散结行气之药佐以开毛窍。

2. 化痰散结

部分结节性痒疹以痰邪凝聚为主，同时根据辨证对兼证进行治疗，如健脾燥湿，活血化瘀。如初期清热燥湿，健脾化痰；中后期活血解毒，软坚化痰。

3. 温阳散结

刘爱民教授认为本病辨证分析为湿热与瘀血互结，卫阳虚弱无以祛邪。故治疗上温补阳气，固表除湿，通络散结，方选温阳散结汤加减。

（二）针灸疗法

1. 火针法

火针点刺的深度应达到皮损基底部，每个结节取不同部位点刺3~5次。火针治疗结节性痒疹体现了"火郁发之"之理，直达病所，引邪外出，鼓舞血气运行，温化脏腑阳气，达到化痰除湿、行瘀散结之功，促进结节进一步变平。

2. 梅花针刺法

使用梅花针于患者皮肤结节外围开展螺旋状叩击，直至结节顶端，并在患者结节顶端位置进行重叩。使用负压火罐吸于患者结节处皮肤并对患者患处创面及结节顶端位置的皮痂进行清除。

第三节 人为性皮炎与拔毛癖

一、临床表现

人为性皮炎（artificial dermatitis）又名伪装疹（feigned eruptions），是指患者有意或无意用机械或化学方法伤害自身皮肤而引起的皮肤损伤。本病多见于癔症、边缘型人格障碍及儿童和青少年发育障碍3种精神疾病患者。需要注意的是，上述3类患者制造皮损时都极可能并非出于有意，而是为了缓解内心的不良感受。

拔毛癖（trichotillomania），由习惯和冲动控制障碍导致，表现为冲动性拔毛，需要与妄想症或幻觉反应相辨别。患者在拔毛之前通常紧张感增加，拔完之后有如释重负感或满足感。

二、辨证治疗

上述2类神经性皮肤病均为人工性疾病，根治必须指向对患者情志心理的调节，在中医辨证中应属情志病的范畴。可以考虑在四诊合参的基础上，参考中医脏象学说中五脏与情志的对应以及经络理论，进行中药、穴位埋线、艾灸、推拿等中医药传统治疗，详见"概论"部分，于此不再赘述。

第四节 渗出性盘状苔藓样皮炎

一、临床表现

渗出性盘状苔藓样皮炎（exudative discoid and lichenoid dermatitis），以渗出性盘状损害、苔藓样损害、浸润性损害、风团损害等症状为主要表现，是一种多形性慢性少见皮肤病。本病多见于40～60岁男性。病因尚不明确，近年来多认为与精神因素和自体过敏有关。

本病的特征如下：①渗出性盘状损害常突然发生，持续时间短，常迅速消退或转化为苔藓样、浸润性损害；②苔藓样损害可持续数年之久，尤其以阴茎处损害病程最长。

二、辨证治疗

本病在我国极为罕见。以目前的西医诊疗经验看，应禁忌强烈的刺激药物，局部外用类固醇皮质激素及焦油类制剂；皮损广泛、瘙痒剧烈的顽固病例，可少量系统应用类固醇皮质激素治疗。中医暂时没有疗法总结，但笔者认为大致应从养心安神、活血养血、祛风止痒等方面个体化论治。

第五节 股外侧皮神经炎

一、临床表现

股外侧皮神经炎（lateral femoral cutaneous neuritis，LFCN）又称

Bernhardt-Both综合征，是因股外侧皮神经在走行过程中受到周围病变的肌肉、筋膜等软组织牵拉及卡压，引起大腿前外侧皮肤麻木、刺痛、灼热、有蚁行感等神经功能障碍的一种疾病，是临床神经干性卡压综合征的一种。一般将其归纳为中医"肌痹"范畴，其辨证分析为外感风寒湿，皮肤肌腠营卫不和，气血阻滞，肌肤失养，以致麻木不仁。

二、辨证治疗

（一）中药疗法

1. 祛风湿，补肝肾

本病好发于中老年患者，病程较长，素体本虚，往往痹症日久不愈，累及肝肾，造成肝肾亏虚，气血不足，治以祛风湿，止痹痛，补肝肾，故可选用独活寄生汤。

2. 益气温经，和血通痹

本病多因正气不足，卫外不固，再遇风寒湿邪侵袭，以致卫阳遏，经脉阻，久则累及肝肾，致患处出现皮肤感觉异常，故可治以黄芪桂枝五物汤。

（二）针灸疗法

1. 梅花针刺法

用梅花针由病变中心向周围叩刺直至局部皮肤充血，随即施行局部拔罐放血。建议循经选梁丘穴、足三里穴，局部配合箕门穴、血海穴，远端取穴为荥穴、侠溪穴。

2. 针刺居髎穴法

患者取侧卧位，患侧下肢屈髋成90°，针刺部位为病变中心周围，刺入后即行提插捻转泻法，使患者产生强烈的酸胀感，得气后继续行手法30秒，尽量使针感下行。

3. 沿经排刺法

自患肢髂前上棘下方沿足阳明胃经至梁丘穴为一条线，再自患肢足少阳胆经居髎穴至膝阳关穴为另一条线，在两条线上均间隔15~20毫米为一针刺点，针刺用强刺激泻法得气后，选取同一条线上、下2穴各1组予电针治疗。

（三）外治疗法

股外侧皮神经炎病位表浅，外治疗法可直接刺激神经末梢和毛细血管，使末梢组织血液循环改善。

1. 游走罐法

对患部进行游走罐治疗。

2. 中药熏蒸法

中药熏蒸组方：防风15克，独活15克，伸筋草15克，牛膝15克，白芷15克，川椒15克，生艾叶10克，当归20克，白芥子15克，骨碎补15克，乳香10克，没药10克，红花10克，鸡血藤20克。熏蒸30分钟。

3. 按摩推拿疗法

（1）患者取俯卧位，按压患侧肾俞穴、环跳穴、秩边穴1分钟。

（2）患者取侧卧位，按压气冲穴、风市穴、梁丘穴、伏兔穴、阳陵泉穴、足三里穴1分钟。

（3）用大鱼际揉法推拿大腿前外侧肌肉5分钟。

（4）提拿股四头肌及大腿前外侧肌肉2分钟。

（5）一指禅推法推拿大腿前外侧5～8遍。

（6）以小鱼际擦法擦大腿前外侧肌肉，以产生温热感为度。推拿可解除肌肉紧张痉挛，加强患处血液循环。

第六节 更年期综合征

一、临床表现

更年期综合征属于中医绝经前后诸症的范畴，是妇科常见的疾病之一。目前西医对此病的治疗方法是调节神经功能的紊乱。古代医籍中对更年期综合征的描述多散在"不寐""脏躁""郁证""百合病""崩漏"之中。辨证分析以肾虚为本，与冲任、气血、阴阳、脏腑皆有密切的关系。加之中年女性具有较大的生活压力，极易引起情绪波动，因而还会导致肝气不疏。

二、辨证治疗

（一）中药疗法

治疗更年期综合征多用滋阴养肝、补肾健脾、滋阴疏风之法，同时根据火旺、瘀热等兼证，还应退虚热、除血瘀。近年来气郁、肝失疏泄证在中老年群体中较为多见。

1. 从肝论治

肝郁化火者，丹栀逍遥散加减治疗；肝郁气滞者，逍遥散治疗；气滞血瘀者，血府逐瘀汤治疗；肝肾亏虚者，六味地黄丸治疗；肝郁脾虚者，归脾汤治疗。

2. 从肾论治

滋补肝肾，用引火归原法。血为精之属，精藏于肾，阴血依赖于肾中阴精的滋养与补充。而女子一生经、带、胎、产数伤于血，导致肝肾阴血亏虚，火不归原。

可根据辨证选用养任冲调汤、更年康汤、知柏地黄汤合逍遥散、坎离交泰汤等进行治疗。

3. 从脾论治

更年期脾实为积热、火邪、湿热、瘀血等邪气聚于脾，致脾之功能亢进、运行受阻或气化失常，可通过泻脾补肾治疗，常治以大小泻脾方加减。

（二）针灸疗法

子午捣臼补泻法

患者取仰卧位，直刺三阴交穴、肾俞穴、关元穴、足三里穴；上穴均用子午捣臼补泻法；关元穴和肾俞穴两穴的针感均要求向腰骶部或向腹部双侧传导。

（三）外治疗法

1. 心肾经推拿法

当患者出现失眠疲乏等症状时，可点揉两侧肾经、心经五腧穴，随后逆推手少阴心经、顺推足少阴肾经。

2. 耳穴贴压法

女性更年期综合征从中医角度认为是肾虚，多脏功能紊乱，阴阳失调，故治以调和阴阳，疏肝解郁。取主穴肾、心、肝、脾、内分泌、卵巢、皮质下、交感、内生殖器、神门。

（四）运动疗法

八段锦、太极拳、瑜伽、易筋经、步行等运动均可促进机体的有氧代谢，有利于身心健康，能有效缓解患者的心理症状。

第七节 皮肤瘙痒症

一、临床表现

皮肤瘙痒症属中医痒风范畴,是一种自觉皮肤瘙痒而无原发性皮肤损害的皮肤病,常见于老年人。主要表现为皮肤剧烈瘙痒,伴有皮肤干燥或呈鱼鳞状。其实际发病机制尚不清楚,有人提出可能是由于亚临床神经病变导致疼痛阈值增加的神经性变化。

二、辨证治疗

(一)中药疗法

1. 从风论治

根据患者症状选用四物消风汤、熄风止痒汤等。

2. 从血论治

张丽平等认为皮肤瘙痒症可分为血虚生风、血热生风、血瘀生风3个证型。血虚生风证一般发于素体虚弱者或老年人,病程长,因血虚不能濡养皮肤而生燥,方选当归饮子加减;血热生风证的患者素体血热内盛,或情志不遂化火,方选犀角地黄汤加减;血瘀生风证的患者多因气血瘀滞,风从内生,肌肤失养,方选桃红四物汤加减。

3. 从膜腠三焦论治

外邪客于半表半里,不得疏泄,刺激筋膜,加之膜络挛急,即成风丹瘾疹。因此可治以解痉法:寒郁肌表证,方以桂枝麻黄各半汤合葛根汤加减;风热郁表证,方以简化消风散加减;湿热蕴肤证,方以马齿苋汤加减;火热血热证,方以凉血消风散加减;血虚风燥证,方以当归饮子加减。

（二）外治疗法

中药药浴外洗

中药煎汤外用，可在瘙痒时或入睡前反复擦洗或浸泡皮肤。

（1）疏风养血活血药：大黄50克，当归30克，丹参30克，苦参30克，白鲜皮30克，地肤子30克，川芎30克，红花30克，细辛20克，麻黄20克。

（2）清热燥湿止痒药：苦参、马齿苋、黄柏、苍术、白鲜皮、蛇床子、地肤子等。

第八节 皮肤垢着病

一、临床表现

皮肤垢着病主要表现为乳晕及周围、面颊、额头等处的黑褐色污垢样色素沉着，可有黏腻的黑褐色痂与表面皲裂。发病与精神因素、外伤或糠秕马拉色菌感染及内分泌因素等有关。西医治疗以泡洗、擦洗或负离子喷雾等方法软化使痂皮脱落，但皮损仍会复发。此病预后与患者精神情绪密切相关，故给予患者相应的心理疏导尤为重要，应帮助患者树立康复信心。

二、辨证治疗

（一）中药疗法

1. 从肝论治

中药治疗时，凡出血前后出现情志不畅者，均可从肝论治，方选逍遥散、柴胡疏肝散等随证加减。

2. 从阳明论治

中医认为阳明主面，且"行贯乳中"。阳明热邪可以循经上扰，发于面颊乳中形成黑褐色垢着样厚痂。因此，从阳明论治清阳明热毒，再采用相应的健脾利湿、情志调理之法治疗皮肤垢着病，可获得满意的疗效。

（二）外治疗法

生肌玉红膏

生肌玉红膏可活血祛腐、解毒镇痛。患者每日清洗面部后立即外涂生肌玉红膏，每日2次。待痂皮浸软后，分批将浸软痂皮小心揭去，除去痂皮的部位仍继续外用生肌玉红膏，最终可取得较好的疗效。

第九章

红斑鳞屑性皮肤病

红斑鳞屑性皮肤病，又名红斑丘疹鳞屑和角化性皮肤病，是一种不明病因，以红斑鳞屑或丘疹鳞屑为主要临床表现的皮肤病，可伴有疱疹、脓疱、痂等。老年患者中以银屑病、扁平苔藓、玫瑰糠疹为主要代表。此类疾病的治愈，一直都是医学界的一大难题，同时老年患者免疫力等机能普遍低下，使得这类群体的康复变得更加困难。而中医对于此类疾病的认识已经有悠久的历史，并且能根据患者的先天禀赋对药方加以调整，因而近年来，中医在治疗老年群体的红斑鳞屑性皮肤病方面已经取得了良好的成效。

红斑鳞屑性皮肤病在先天禀赋的前提下，或因内伤病因，如七情内伤、饮食失宜、劳逸失度，导致五脏气机、气血津液失调，或因外感六淫时风、戾气等病因，或单一或复合，最终发病。但无论致病因素为何，其证有何异，该病都有共同的临床表现：病在血分。红斑鳞屑性皮肤病以红斑、丘疹、鳞屑为典型临床表现。红斑为热之象，是热入血分、毒蕴肌肤的表现；丘疹为血热风毒蕴积所致，若合并湿热邪毒，常伴有疱疹、糜烂、渗液、化脓等症状；鳞屑则是热毒蕴肤，经络阻滞，肌表失养，久则毒陷血分，虚风燥痒。因此，红斑鳞屑性皮肤病的基本病机为血热风毒，从血、从毒论治。

同时高龄患者多数伴有脏腑气机衰竭、病程较长、病程稳定、久治不愈等情况，故以血热证、血虚证、血瘀证、寒湿证多见。

第一节 银屑病

一、临床表现

银屑病，又名"牛皮癣"，主要临床表现为粟粒大小至绿豆大小的红色丘疹、斑疹或斑块，边界清楚，伴有炎性红晕，有厚积的银白色鳞屑覆盖在患处表面，刮除白膜后出现点状出血的症状。其属于中医"白疕"范畴。中医治疗银屑病已有悠久的历史，近年来经临床实践发现，中医治疗银屑病有显著优势，各医家从不同角度、不同方向治疗银屑病，均取得了明显成效，且多无不良反应。

二、病因辨证分析

本病发生的主要病机为血热，其病因或因七情内伤，气机壅滞，郁久化火，以至心火亢盛，毒热伏于营血；或因饮食失节，过食腥发动风之物，脾胃失和，气机不畅，郁久化热，复受风热毒邪而发病。热壅血络则发为红斑，血热风燥、毒蕴肌肤，导致肌肤失养则层层脱屑，色白而痒；若病久而阴血内耗，夺津灼液，则津血枯燥而难荣于外；若血热炽盛，毒邪外袭，蒸灼皮肤，气血两燔，则郁火流窜，瘀滞肌肤，形成红皮，为红皮病性银屑病；若湿热蕴久，兼感毒邪，则见密集脓疱，为脓疱性银屑病；若风湿毒热或寒邪痹阻经络，则手足甚至脊椎大关节肿痛变形，为关节病性银屑病。

三、辨证治疗

1. 血热证

临床表现 多见于进行期银屑病。病程发展迅速，新发皮疹不断增多。伴有鳞屑不完全覆盖红斑，瘙痒，常伴有心烦易怒、口干咽干、大便秘结、小便短赤等症状。舌质红，苔薄白或黄，脉弦滑或数。

辨证分析 血分蕴热，发于肌肤。

治法 清热凉血，活血解毒。

方药 凉血活血汤（白疕一号）加减。紫草根12克，茜草根12克，大青叶15克，板蓝根15克，白茅根20克，土茯苓30克，槐花12克，山豆根10克，生地黄15克，牡丹皮12克，丹参15克，赤芍12克。

2. 血燥证

临床表现 多见于静止期银屑病。病情相对稳定，病程较长，皮疹色变淡，新生皮疹较少，原有皮损部分消退。部分呈钱币状或大片融合，浸润较明显，表面鳞屑较少，附着较紧，全身症状多不明显。舌质淡红或舌质淡，舌尖红，苔少，脉缓或沉细。

辨证分析 阴血不足，肌肤失养。

治法 养血滋阴，润肤解毒。

方药 养血解毒汤（白疕二号）加减。当归12克，鸡血藤20克，丹参15克，川芎10克，天冬12克，麦冬12克，生地黄15克，白鲜皮12克，土茯苓30克，紫河车6克，板蓝根15克。

3. 血瘀证

临床表现 多见于静止期银屑病。在老年患者中较为多见，且病程常常较长，久治不愈。常伴有皮损肥厚浸润且呈皮革状、鳞屑较厚、瘙痒较重等症状。舌质紫暗或见瘀点、瘀斑，脉涩或沉缓。

辨证分析 气血瘀滞，肌肤失养。

治法 活血化瘀行气。

方药 活血散瘀汤（白疕三号）加减。桃仁10克，红花6克，三棱10克，莪术10克，丹参15克，鸡血藤20克，鬼箭羽15克，陈皮6克，白花蛇舌草30克，土茯苓30克。

4. 湿热证

临床表现 多见于渗出型银屑病。皮损处糜烂渗出，如湿疹样。多发于腋窝、乳房下、会阴、股根部等褶皱部位。鳞屑较薄，呈污褐黏腻状，瘙痒较重。可伴胸腹胀满，口苦咽干，食少纳呆，大便干或先干后溏，小便黄赤等症状。女子白带量多色黄。舌质红，苔黄腻，脉弦滑数。

辨证分析 湿热内蕴，郁久化火。

治法 清热利湿，凉血解毒。

方药 生白术12克，生枳壳10克，生薏苡仁30克，生芡实20克，川萆薢12克，车前子15克（包煎），泽泻10克，牡丹皮12克，生地黄15克，紫河车6克，土茯苓30克。

5. 寒湿证

临床表现 多见于关节病性银屑病。邪气痹阻经络，表现为手足小关节肿胀疼痛，严重者膝、踝、脊椎等大关节肿痛变形。伴有银屑病皮损，甚至呈红皮病的症状表现。关节症状与皮损表现常同时加重或减轻，指趾末端关节受累最为常见。

辨证分析 风寒湿邪，痹阻经络。

治法 温经通络，除湿解毒。

方药 秦艽12克，乌梢蛇10克，鸡血藤20克，青风藤12克，海风藤12克，桂枝10克，羌活10克，独活10克，木瓜12克，桑枝30克，紫河车6克，土茯苓30克。

6. 风湿毒热证

临床表现 多见于关节病性银屑病急性期，多由寒湿证发展而来，抑或体弱素虚，外感实邪。关节红肿疼痛，活动受限，皮损泛发、潮红、浸润肿胀、弥漫脱屑。舌红，苔黄，脉滑数。

辨证分析 风湿毒热，痹阻经络。

治法 清热除湿，疏风通络。

方药 水牛角30克（先煎），生地黄15克，牡丹皮12克，紫草根12克，茜草根12克，白茅根20克，板蓝根15克，秦艽12克，木瓜12克，羌活10克，独活10克，赤芍12克。

7. 脓毒证

临床表现 现代医学病名为脓疱性银屑病。皮损处损害上出现密集的粟粒状脓疱，部分融合呈"脓糊"状。多呈周期性复发，皮肤潮红焮热，脓疱聚集，伴有发热、心烦急、口干口渴、大便秘结、小便短赤等症状。舌质红，苔黄或少苔，呈沟纹舌，脉弦滑数。

辨证分析 湿热蕴结，兼感毒邪。

治法 清热凉血，解毒除湿。

方药 水牛角30克（先煎），牡丹皮12克，生地黄15克，白茅根20克，紫草12克，板蓝根15克，土茯苓30克，金银花15克，连翘15克，生薏苡仁30克，苦参12克，生石膏30克。

8. 热毒证

临床表现 多见于患急性扁桃体炎或上呼吸道感染的患者，特别多见于儿童和青年，老年病患不多见。此证多为急性发病，常伴有发热、咽痛、全身不适、口干口苦、大便秘结、小便赤等症状。皮损呈泛发性点滴状或融合成片。

辨证分析 内有蕴热，外感毒邪。

治法 清热解毒，凉血除斑。

方药 金银花15克，连翘15克，蒲公英30克，败酱草30克，锦灯笼12克，山豆根10克，板蓝根15克，大青叶15克，白茅根20克，紫草根12克，茜草根12克，玄参15克。

9. 毒热入营证

临床表现 现代医学病名为红皮病性银屑病。急性期症见全身弥漫潮红肿胀、焮热、大量脱屑，可见毛发爪甲脱落，常伴发热烦躁、口干口渴、大便干结、小便黄赤等症状。

辨证分析 毒热炽盛，入于营血。

治法 清营凉血，解毒护阴，佐以利水。

方药 水牛角30克（先煎），生栀子10克，黄连6克，金银花15克，连翘15克，蒲公英30克，败酱草30克，生地黄15克，冬瓜皮15克，桑白皮12克，牡丹皮12克，白茅根20克，车前子15克（包煎），生石膏30克。

第二节 扁平苔藓

一、临床表现

扁平苔藓，又名扁平红苔藓，是一种具体病因尚不明确的慢性炎症性皮肤黏膜疾病，主要临床表现为紫红色多角形扁平丘疹，好发于四肢，相当于中医所说的"紫癜风"，可累及口腔、生殖器黏膜。单独发于口腔即为"口腔扁平苔藓"，相当于中医所说的"口痔"，主要临床表现为口腔黏膜上出现珠光白色条纹，可呈网状皮损、丘疹、斑块、水疱和糜烂。

二、病因辨证分析

扁平苔藓是由风湿热邪侵袭肌肤，痹阻经络；肝郁气滞，脾失健运，湿热火毒内生；肝肾阴虚，虚火上炎；内外因相合，蕴结肌肤；丘疹为血热风毒蕴积所致，若合并湿热邪毒，可出现疱疹、糜烂、渗液、化脓等症状；上述诸因阻于皮肤、黏膜导致肌肤失养形成风热相搏证、血虚风燥证、肝郁气滞证等。

三、辨证治疗

1. 风热相搏证

临床表现 患处可见高起的紫红色扁平丘疹，边界清楚，有蜡样薄膜覆盖在皮损表面，皮损可融合成斑块，瘙痒。舌质红，苔白或黄，脉数。

辨证分析 风热相搏，阻滞经络。

治法 散风活血止痒。

方药 消风散合四物汤加减。牛蒡子10克，荆芥10克，蝉蜕6克，金银花15克，知母12克，生地黄15克，川芎10克，白芍12克，当归12克，桃仁10克，栀子10克，生甘草6克。口服及湿敷。

2. 血虚风燥证

临床表现 丘疹呈多角形，表面光滑，且有细浅白色网状条纹，多伴有皮损表面干燥、瘙痒剧烈等症状。舌质淡，苔白，脉沉细。

辨证分析 血虚风燥，肌肤失养。

治法 养血润燥，祛风止痒，活血软坚。

方药 当归饮子加减。当归12克，熟地黄15克，川芎10克，白芍12克，三棱10克，莪术10克，白蒺藜12克，防风10克，蝉蜕6克，黄芪15克，炙甘草6克。口服及外洗。

3. 肝郁气滞证

临床表现 丘疹呈多角形，可融合成斑块，表面可见细浅的白色网状条纹或糜烂，可累及口唇。常伴急躁易怒、两胁胀痛、小便短赤等症状。舌红，苔白，脉弦。

辨证分析 肝郁气滞，湿热火毒内生。

治法 疏肝理气，清热利湿解毒。

方药 丹栀逍遥散加减。柴胡10克，当归12克，茯苓12克，白芍12克，白术12克，牡丹皮12克，栀子10克，薄荷6克，马齿苋15克，蒲公英30克，白鲜皮12克，蝉蜕6克，炙甘草6克。口服及湿敷。

四、口腔扁平苔藓辨证治疗

1. 肝郁化火证

临床表现 口腔黏膜损害为网状或条纹状斑纹，舌侧缘可见出血、糜烂，甚者可见水疱，有灼痛感。常伴有急躁易怒、口苦咽干、目涩、胸胁胀闷等症状。舌干红，苔薄黄而腻，脉弦数有力。

辨证分析 肝郁化火。

治法 疏肝理气，清肝泻火。

方药 柴胡10克，牡丹皮12克，赤芍12克，白芍12克，焦栀子10克，黄芩10克，丹参15克，郁金10克，生地黄15克，茯苓12克。

2. 肝肾阴虚证

临床表现 颊黏膜及舌部多见白色条索状斑纹，无糜烂，舌乳头萎缩。常伴有消瘦、头面烘热、牙齿松动、夜尿频多等症状。舌红少津，苔花剥，脉弦细数。

辨证分析 肝肾阴虚。

治法 滋肝补肾，滋阴降火。

方药 生地黄15克，熟地黄15克，山药15克，山茱萸12克，白芍12克，玄参15克，牡丹皮12克，黄柏10克，知母12克。

3. 气血两亏证

临床表现 磨牙区前庭沟和颊黏膜上分布浅灰色丘疹，以条索状或树枝状多见，患处粗糙、瘙痒、干燥渗血，但少见糜烂溃破。常伴面色不华、神疲乏力、小便色清且数、便溏等症状。舌淡嫩，苔薄，脉细弱。

辨证分析 气血两虚。

治法 补益气血，佐以疏风润燥。

方药 熟地黄15克，白芍12克，当归12克，川芎10克，茯苓12克，丹参15克，白鲜皮12克，党参15克，地肤子12克，黄柏10克。

4. 脾胃虚弱证

临床表现 颊黏膜损害为斑块状聚集丘疹，常出现较大范围的出血，舌背上乳头剥脱，可成镜面舌；可伴有急性、慢性牙龈炎，牙周炎，口腔异味，头胀痛，口渴心烦，尿赤，便结等症状。舌红，苔黄腻，脉滑数。

辨证分析 脾胃虚弱。

治法 清热燥湿，健脾和胃。

方药 生地黄15克，生石膏30克，淡竹叶10克，薏苡仁30克，黄柏10克，连翘15克，法半夏10克，藿香10克，生麦芽15克。

第三节 玫瑰糠疹

一、临床表现

玫瑰糠疹为一种常见的自限性炎症性皮肤病，尚未有明确的致病因素。皮损呈红色，有糠秕状脱屑，好发于躯干及四肢的近侧端。初起时为高出皮肤3～5厘米，被覆有糠秕样碎屑且边缘处微隆起的"母斑"。"母斑"出现1～2周后，出现大量形态与"母斑"相近、较"母斑"小的"子斑"。

二、病因辨证分析

中医认为玫瑰糠疹初起因血热内蕴，复感风邪，致风热客于肌肤，腠理闭塞，内外合邪，营卫失和而致发病。日久因风热之邪蕴郁肌肤，化热生燥，灼伤阴血、津液，阴火内热，肌肤失养而致发病。

三、辨证治疗

1. 风热犯表证

临床表现 病程发展迅速，起病较急，多见于进行期，皮损为圆形或椭圆形斑疹，可融合成斑块，表面覆盖较多糠秕样鳞屑。常伴有瘙痒、轻微发热、咽痛、口渴等症状。舌微红，苔黄或少苔，脉浮数。

辨证分析 风热犯表。

治法 辛凉解表，疏风解热。

方药 银翘散加减。金银花15克，绿豆衣12克，牛蒡子10克，桔梗10克，荆芥10克，防风10克，生甘草6克，牡丹皮12克，连翘15克，大青叶15克，沙参15克。

2. 血热风燥证

临床表现 皮损呈片状的圆形或椭圆形，色泽鲜红，瘙痒明显，好发于上半身，病情发展急骤，多见于进行期。常伴有心烦、口干口渴、大便干结、小便黄等症状。舌尖红，苔薄黄，脉弦滑微数。

辨证分析 血热风燥。

治法 清热凉血，散风止痒。

方药 凉血消风汤加减。白茅根20克，生地黄15克，紫草12克，白鲜皮12克，当归12克，荆芥10克，防风10克，牛蒡子10克，蝉蜕6克，牡丹皮12克，赤芍12克。

3. 血虚生风证

临床表现 病程较长，皮损面积较大，呈暗红色或淡褐色，表面较干燥且鳞屑较多，多见于静止期。常伴有皮肤干燥、口干咽燥、瘙痒剧烈等症状。舌红，苔少，脉细数或弦数。

辨证分析 血虚风燥。

治法 养血润燥，消风止痒。

方药 沙参麦冬汤和当归饮子加减。沙参15克，麦冬12克，玉竹12克，天花粉15克，生扁豆15克，生地黄15克，玄参15克，白芍12克，白蒺藜12克，防风10克，白鲜皮12克，当归12克，首乌藤15克，鸡血藤20克，炙甘草6克。

第十章

红斑性皮肤病

第一节 多形红斑

一、临床表现

多形红斑（erythema multiforme，EM）是一种以靶形或虹膜状红斑为典型皮损，兼有丘疹或丘疱疹的急性炎症性皮肤病，可伴黏膜、内脏损害，易复发，好发于冬春季节。

本病属于中医学中"猫眼疮"范畴，又称为"雁疮"或"寒疮"。《诸病源候论·雁疮候》提出："此疮者，常在春、秋二月、八月，雁来时则发，雁去时便瘥，故以为名。"而猫眼疮因其疮形如猫之眼，见于《医宗金鉴·外科心法要诀》中："猫眼疮名取象形，痛痒不常无血脓，光芒闪烁如猫眼，脾经湿热外寒凝。"《外科大成》则称之为"寒疮"，相当于西医学中的寒冷性多形红斑。

二、病因辨证分析

（一）中医病因辨证分析

本病多由素体禀赋不耐或阳虚卫外不固，外感风寒、风热之邪，或湿热内蕴，或毒热入营，外淫肌肤而发。《医宗金鉴》认为："此证一名寒疮。每生于面及遍身，由脾经久郁湿热，复被外寒凝结而成。"《赵炳南临床经验集》有言："（猫眼疮）为脾肺蕴湿化热所致。"

1. **素体禀赋不耐**

素体禀赋不耐，腠理不固，感受不耐之物，搏于肌肤而发。

2. **外邪侵袭**

风热、风寒等外邪盛行或患者阳气不足，卫外不固，易感外邪，邪气侵袭皮肤而发。

3. **湿热蕴脾**

恣食肥甘、辛辣厚味，伤及脾胃，脾失健运，运化失司，湿浊内生，蕴久化热，湿热蕴阻肌肤而发。

4. **热毒入营**

毒热内蕴，火毒炽盛，内入营血，蕴结肌肤而发。

（二）西医病因辨证分析

本病病因复杂。发病机制中存在着多种免疫现象，可能是对多种抗原物质发生的免疫反应。主要因素如下。

1. **感染**

细菌、病毒、立克次氏体、支原体、衣原体、螺旋体、真菌以及寄生虫等。

2. **药物**

抗生素（如青霉素、磺胺类药等）、抗惊厥药（如巴比妥类、卡马西平、苯妥英等）、退热镇痛药、抗结核药、抗真菌药以及别嘌呤醇等其他药物。

3. **接触物**

4. **内脏疾病**

5. **其他**

食物及物理因素（放射线、寒冷、日光）等。

以上感染因素最为重要，其中单纯疱疹病毒和肺炎支原体感染较为常见。其次为药物因素。

三、临床表现及鉴别诊断

（一）临床表现

本病多见于春、秋两季，冬季亦有。病程具有自限性，常复发。起步较急骤，前驱症状可见头痛、低热、关节肌肉酸痛、扁桃体炎及呼吸道感染等，好发于手足背、前臂、小腿，常对称分布，亦可见于颜面、颈部等处。重症型常扩散至躯干，累及黏膜。皮损为多形性，典型皮损形如猫眼。患者自觉轻度瘙痒。根据皮损形态和症状轻重，临床上分为以下3型。

1. 红斑—丘疹型

本型最为常见，病情较轻，全身症状不严重。患者以青年女性为多，以10～30岁者发病率最高。黏膜损害轻。皮损为多形性，有红斑、丘疹、水疱、紫癜、风团等。初起单个皮损为水肿性圆形红斑，略隆起，边界清楚，远心性扩展。充分发展的红斑可形成靶形损害。红斑中央略凹陷，颜色略深，中央为暗红色色斑、紫癜或水疱；边缘可见轻度水肿环，色淡；周围有淡红色晕，境界清楚。经光照后可加重。伴轻度瘙痒或灼痛，无明显全身症状。轻症者病程2～4周。

2. 水疱—大疱型

本型常由红斑—丘疹型发展而来，可伴全身症状，介于红斑—丘疹型和重症型之间。皮损可向心性扩散至全身，累及口、鼻、眼及外生殖器黏膜。皮损常发展为浆液性水疱、大疱或血疱，周围有暗红色晕。

3. 重症型

重症型多形红斑发病急骤，全身症状严重，前驱症状明显。皮损广泛分布于全身各处，有多数靶形损害，常为水肿性鲜红色或暗红色虹膜样红斑和瘀斑，可相互融合，泛发全身，伴水疱、大疱、血疱等，尼科利斯基征阳性，自觉疼痛；黏膜损害广泛且严重，口腔、鼻咽、眼、尿道、肛门或呼吸道黏膜广泛累及，大片糜烂和坏死，表面出现灰白色假膜，疼痛明显。可伴发支气管炎肺炎、消化道出血、坏死性胰腺炎等。有发热等全身症状，浅表淋巴结肿大。重症者病程3～6周，预后差。

（二）鉴别诊断

1. 湿疹（浸淫疮）

皮损亦为多形性，常有渗出，剧痒；皮损可发生于任何部位，除了唇和口腔黏膜；无靶形皮损。

2. 冻疮

冻疮多见于冬季；好发于肢体末端显露部位，皮损多为水肿性暗红或青紫斑块，黏膜无损害，无靶形皮损，自觉瘙痒。

3. 药疹（多形性红斑型）

有明确服药史，停药后经适当处理即可消退，无好发部位、好发季节。

4. 离心性环状红斑

皮损为环状、多环状红斑，无靶形皮损，常无黏膜损害。

四、辨证治疗

尽可能查明病因，去除致病因素，同时结合患者病情进行对症治疗。

（一）中医内治法

1. 风寒阻络证

临床表现 冬季发病，水肿性斑片，色紫红或暗红，形如冻疮，四肢不温，遇寒加重可伴畏寒，小便清长，舌质淡，苔薄白，脉沉紧或沉细。

辨证分析 寒凝经脉，四肢失养，血寒致瘀。

治法 温经散寒，活血通脉，疏风祛湿。

方药 当归四逆汤加减。当归12克，桂枝10克，芍药12克，细辛3克，甘草6克，通草6克，大枣4枚。

加减 可加干姜、木通、鸡血藤等。畏寒肢冷明显者，加伸筋草；关节疼痛者，加羌活、独活、威灵仙；水肿明显者，加防己、车前子、泽泻；斑色紫暗者，加丹参、泽兰；颜面症状突出者，加羌活、川芎；肝气郁结者，加柴胡、郁金；脾胃不和、风寒湿盛者，加陈皮、茯苓。

方解 当归甘温，养血和血以补虚；桂枝辛温，温经散寒以通脉。细辛温经散寒，以增桂枝温通之力；芍药既助当归补益营血，又配桂枝以和阴阳。可酌情将赤芍替代白芍，或赤芍、白芍结合使用，赤芍清热凉血之力强，长于活血化瘀止痛。通草通利经脉以畅血行；大枣、甘草益气健脾，养血补虚。诸药相合，辛温与甘酸并用，温经散寒而不生燥，养血通脉而不留滞。

2. 风热蕴肤证

临床表现 以红斑、丘疹、小风团样损害为主，颜色鲜红，自觉瘙痒；发热，口干咽干，关节酸痛，便干溲赤；舌质红，苔薄黄，脉浮数。

辨证分析 风热犯表，热蕴腠理。

治法 疏风清热，凉血解毒。

方药 消风散加减。当归12克，生地黄15克，防风10克，蝉蜕6克，知母12克，苦参10克，胡麻仁15克，荆芥10克，苍术10克，牛蒡子10克，石膏30克，甘草6克，木通6克。

加减 可加黄芩、白鲜皮、金银花、连翘、栀子、淡竹叶等。红斑鲜红伴灼热者，加牡丹皮、紫草、茜草；水肿、水疱明显者，加车前草、白茅根；关节疼痛甚者，加秦艽、松节、老鹳草；咽干咽痛者，加射干、玄参、山豆根。

方解 荆芥、防风、蝉蜕、牛蒡子辛散疏风，除邪止痒；石膏、知母清热泻火；风热或风湿伤阴，苦寒渗利之品亦可伤及阴血，故用当归、生地黄、胡麻仁以养血活血，滋阴润燥，补已伤之阴血，治风先治血，血行风自灭，制约诸药之温燥。苍术祛风除湿，苦参清热燥湿，木通渗利湿热，若无渗出和水疱则可酌情减少。

3. 湿热蕴结证

临床表现 皮损为鲜红色水肿性红斑，伴水疱、瘙痒灼热，甚者糜烂滋水；或累及黏膜，口腔糜烂，外阴湿烂，自感痒痛；或见发热头重，身倦乏力，关节酸痛，纳呆呕恶，口干咽痛，溲赤，便秘或黏滞不爽；舌质红，苔黄腻，脉滑数或濡。

辨证分析 湿热内蕴，发于腠理。

治法 清热利湿，解毒止痒。

方药 龙胆泻肝汤加减。龙胆草10克（酒炒），黄芩12克（炒），栀子10克（酒炒），泽泻10克，木通6克，车前子12克，当归12克（酒洗），生地黄15克（酒炒），柴胡10克，甘草6克。

加减 伴恶心泛呕者，加半夏、竹茹；发热头重者，加藿香、佩兰；瘙痒灼热甚者，加白鲜皮、地肤子、白蒺藜；水疱重者，加生薏苡仁、土茯苓；面颈部多者，加川芎；四肢多者，加桑枝。

4. 火毒炽盛证

临床表现 起病急骤，全身泛发红斑、大疱、糜烂、瘀斑，累及黏膜、口腔、二阴溃烂；伴高热恶寒、咽喉肿痛、头痛无力、心悸、恶心呕吐、关节疼痛、大便秘结、尿涩而赤，甚者神昏谵语；舌质红或红绛，苔黄，脉滑数或洪数。

辨证分析 热毒内蕴，燔灼营血。

治法 清营凉血，解毒利湿。

方药 清瘟败毒饮、犀角地黄汤加减。芍药12克，地黄15克，牡丹皮12克，水牛角屑30克（先煎）。

加减 可加知母、柴胡等。高热、口干唇燥者，加玄参、天花粉；壮热不退者，加羚羊角粉0.3克冲服，或用紫雪散1~2克冲服；大便秘结者，加生大黄；恶心呕吐者，加半夏、竹茹。神昏谵语者用白虎汤，重用生石膏。

方解 犀角地黄汤用苦咸寒之水牛角为君，直入血分，凉血清心而解热毒；臣以甘苦寒之生地黄，清热凉血养阴，既助君药清热凉血，又复已失之阴血；芍药、牡丹皮为佐，清热凉血，活血散瘀，可收化斑之功。四药相配，共成清热解毒、凉血散瘀之剂。

（二）外治法

1. 外用药物

风热蕴肤、皮损以红斑、丘疹、水疱、糜烂为主者，用三黄洗剂水煎冷湿敷患处，每日3～4次，可外搽黄连膏。

风寒阻络者，内服中药汤第三煎或川椒、艾叶、红花、桂枝各15克，透骨草、王不留行各30克，煎汁熏洗患处，每次20分钟，每日2次。

皮损呈水疱、大疱，渗出明显者，用马齿苋、黄柏、生地黄、生地榆等2～3味各30克，重症者可用参榆外洗方：明矾、生大黄、落新妇各10克，川柏、白鲜皮、荆芥、苦参各15克，生地黄、生地榆各20克，地肤子30克，生甘草6克，水煎冷湿敷患处，每次20分钟，每日3～5次，冷湿敷后外搽紫草油。

累及黏膜严重者，可用养阴生肌散、青吹口散或锡类散外吹患处，每日2～5次。口腔黏膜溃烂者，可用蒲黄含漱并外吹。

2. 针灸疗法

风寒者取肝俞穴、肾俞穴、命门穴、关元穴、内关穴、足三里穴。用温针，留针30分钟，每日1次。

风湿热者取外关穴、曲池穴、合谷穴、足三里穴、阳陵泉穴、解溪穴。施泻法，留针30分钟，每日1次。

热毒者取大椎穴、曲池穴、合谷穴、曲泽穴、委中穴。施泻法，留针15分钟，每日1次。

3. 耳针疗法

肺、脾、肾、内分泌、阿是穴。针后留针15分钟，每日1次。

4. 穴位充氧疗法

上肢取曲池穴、外关穴、大陵穴、合谷穴。

下肢取上巨虚、阳辅穴、足三里穴、光明穴。

取1组穴位，交替使用，每穴充氧3～5毫升，每2日1次。有出血倾向者禁用。

（三）临证备要

1. 整体观念

整体观念是中医治疗的特点和优势。皮肤病虽病在肌腠，却常常与脏腑相关，若将目光局限在皮肤本身，则容易治标不治本，导致治疗短效，甚至伤及整体。故在整体望诊和问诊这一步就要详细、全面地了解患者的整体情况，除皮肤病之外有无其他不适，先掌握整体情况有利于把握疾病实质。

2. 辨明虚实

多形红斑多有实证的表现，但也有相当一部分患者属虚实夹杂、本虚标实而非纯实证，尤其对于老年患者来说，或因疾病迁延日久，正气虚弱，或素体正虚，易感外邪。对于本病来说，本虚常为气血亏虚、肾阳不足，标实常为寒湿互结、气血凝滞、湿热内蕴等。

第二节 离心性环状红斑

一、临床表现

离心性环状红斑（erythema annulare centrifugum）为一种原因不明的慢性反复发作的环状红斑性皮肤病，常并发其他疾病。

中医学对本病的描述较为分散，离心性环状红斑或属于"赤游肿""火丹瘾疹"或"风斑"等范畴。本病见于巢元方《诸病源候论·赤游肿候》中："……有肌肉虚者，为风毒热气所乘，热毒搏于气血，则皮肤赤而肿起，其风随气行游走不定，故名赤游肿也。"

二、病因辨证分析

（一）中医病因辨证分析

本病初起多因风热暑湿外扰，病久或有气滞血瘀、阴伤血虚等。

1. 风热蕴阻

腠理不密，外卫不固，风热毒邪，郁结皮肤，化燥生风，或血热内蕴，复感风邪，风热相搏，蕴积肌表而发。

2. 肝郁血瘀

肝郁化火，症积伤阴，瘀阻气血，血虚风恋，肌肤失养而发。

3. 暑湿阻络

暑湿袭表，阻滞经络，波及血分，蕴积肤表而发。

（二）西医病因辨证分析

多数病例病因不明，可能是对某些抗原的过敏反应。

1. 感染

真菌（皮肤癣菌等）及被污染的食品、病毒（EB病毒等）、细菌、寄生虫等。

2. 药物

3. 内脏疾病

如甲状腺功能亢进、桥本甲状腺炎、白血病、恶性肿瘤等。

在感染因素中，皮肤癣菌感染常首先被认为是可疑的致病抗原；其次为药物，少数见于内脏疾病。

三、临床表现及鉴别诊断

（一）临床表现

本病可发生于任何年龄，但以50岁为高发年龄。好发于3—10月，以夏季为多发。

皮疹分布于四肢及躯干，尤好发于大腿和臀部，很少累及头面、掌、跖和黏膜。少数病例有四肢关节酸痛、咽痛、低热等症状。瘙痒程度不等。

初起为淡红色扁平丘疹，离心性扩大，边缘轻微隆起，内侧可附着鳞屑，形成淡红色或略带黄色的中央消退区，消退区可有新疹发生，形成双环形、多环形等。部分皮损在边缘可有小水疱或紫癜。皮疹经1~2周后消退，局部色素沉着。可自然缓解，部分可周期性发作，病程持续多年。如无严重并发症或合并其他疾病，预后良好。

（二）鉴别诊断

1. 多形红斑

典型皮损为靶形红斑，中心常有水疱；伴有烧灼感及痒感，严重时可有黏膜损害和全身症状。

2. 体癣

体癣常见于夏季。红斑边缘有鳞屑、水疱，中央消退，瘙痒明显，真菌镜检阳性。

3. 慢性游走性红斑

慢性游走性红斑为莱姆病的皮肤表现，有蜱叮咬史，初起红斑位于叮咬部位，发展缓慢，组织病理可见螺旋体。

4. 风湿性环状红斑

风湿性环状红斑现为游走性和多发性，变化较快，常在数小时内或2～3日内消失，红斑无鳞屑。组织病理中炎细胞为多形性，有中性粒细胞浸润。

5. 匐行性回状红斑

匐行性回状红斑发展缓慢，构成同心圆状、水纹状、脑回状等奇异形态。

四、辨证治疗

尽可能查明病因，去除致病因素，同时结合患者病情进行对症治疗。

（一）中医内治法

1. 风热蕴阻证

临床表现 起病较急，皮损为红色环状斑，自觉瘙痒。或伴低热，头痛、关节痛，舌质红，苔薄黄，脉浮数。

辨证分析 腠理不密，风热搏结。

治法 清热解毒，凉血消风。

方药 四物消风饮、凉血消风散加减。生地黄15克，当归12克，荆芥10克，蝉蜕6克，苦参10克，白蒺藜12克，知母12克，生石膏30克，生甘草6克。

四物消风饮出自《医宗金鉴》："由脾肺燥热，而兼表虚腠理不密，风邪袭入，怫郁日久，与热相搏，则化热益盛而成。滞于血分者，则发赤色……赤者次服四物消风饮……"

2. 肝郁血瘀证

临床表现 病程长久，皮疹呈多环状或地图状，颜色暗褐，可有鳞屑，此消彼长，缠绵难愈，可伴情志不舒，胸胁闷胀，月经后期，色黑有块，舌质紫暗，脉弦涩。

辨证分析 肝郁化火，瘀阻气血。

治法 疏肝清热，化瘀消斑。

方药 复元活血汤加减。柴胡10克，天花粉15克，当归12克，红花6克，甘草6克，穿山甲（土鳖虫代）10克（研粉冲服），大黄10克，桃仁10克。

加减 可酌情用赤芍、柴胡、陈皮、凌霄花、苏木、薄荷、黄芩、黄连、茜草、莪术等。气郁不畅者，加郁金、香附；体内症积者，加夏枯草、生龙骨、生牡蛎；久病体虚者，加太子参、黄芪；经行不畅者，加泽兰、鸡血藤。

3. 暑热夹湿证

临床表现 皮疹边缘略高起，且发硬，并有脱屑现象，在阴雨闷热时，皮疹明显加重。或身热烦渴，小便不利。舌质淡红，苔薄黄微腻，脉濡数。

辨证分析 暑热伤阴，湿邪阻络。

治法 化气祛湿，涤暑通络。

方药 凉血五根汤、六一散加减。紫草根、板蓝根、茜草根各10克，鸡血藤、海风藤、忍冬藤、马鞭草各12克，红花、凌霄花、生地黄、牡丹皮、丝瓜络、炒槐花各6克，生薏苡仁、赤小豆、鲜藿香各30克。

除中药外，雷公藤多苷片具有祛风解毒、除湿消肿、舒筋活络之效，适用于病情长期不愈者。

（二）外治法

1. 外用药物

皮肤瘙痒灼热者，可选用青黛油或解毒雄黄散，柏油调敷。

迁延不愈、风邪或湿邪较盛者，可选用酒浸剂：苦参310克，百部、菊花、凤眼草各90克，置入5 000毫升体积分数为75%的乙醇内浸泡7日，滤渣后加入樟脑粉125克，每日2~3次，外涂患处。

2. 针灸疗法

大椎穴、风池穴、中脘穴、曲池穴、足三里穴、阿是穴（皮疹四周），慢性不愈配足三里穴、间使穴。采用泻法，留针30分钟，每日1次。

3. 放血疗法

委中穴。采用小号三棱针点刺放血少许，5日1次。

4. 穴位激光疗法

委中穴、承山穴、阿是穴（红斑中心点）。采用氦氖激光器，每穴照射5分钟，2日1次。

（三）临证备要

皮损辨证属于局部辨证，通过观察皮损的部位、颜色和质地以判断病位和病性。表2-10-1为离心性红斑常见皮损的辨证参考。

表2-10-1　离心性红斑常见皮损的辨证参考

皮损类型	颜色、质地	辨证参考
斑块	红	热
	暗红、紫红	血瘀、瘀热
	黄褐	脾虚、心脾两虚
	青褐	肝郁血瘀
	黑褐	肾虚血瘀
	肥厚	血瘀、湿热

（续表）

皮损类型	颜色、质地	辨证参考
水疱	疱液清稀	湿（虚证）
	疱液浑浊	湿（实证）
脓疱	—	热毒、湿热蕴毒
血疱	—	湿热特盛、热毒
风团	色红	风热
丘疹	红色，形如粟粒	风热袭表
	硬实，色灰褐或污黄	气血瘀滞
鳞屑	干燥	血虚风燥、血热风燥
	油腻	湿热

将整体辨证和局部辨证有机结合，处理好标本内外之关系，方能取得良好疗效。

第十一章

结缔组织病与脂肪组织疾病

第一节 结缔组织病

一、临床表现

结缔组织病（connective tissue disease，CTD）是一种自身免疫异常性疾病，主要包括系统性红斑狼疮（SLE）、类风湿性关节炎（RA）、皮肌炎（DM）、干燥综合征（SS）等，可累及心、肺、肾等多个系统，因此患者的临床症状也不尽相同，如关节炎、全身皮疹，肺部受累出现间质性肺炎，消化道受累出现吞咽困难、恶心、呕吐、腹痛，心脏受累出现浆膜炎、心律失常，甚至出现心力衰竭，此类患者均有一个明显的特征，即肾脏受累，严重者出现蛋白尿、血尿、管型尿。

二、病因辨证分析

（一）瘀

CTD会导致血瘀的出现，进而形成瘀血。CTD常因为各种类型的血管导致炎症、硬化、闭阻，血液变得黏稠、聚集、浓度升高，进而导致血液循环变差，所以会出现不同程度的血瘀，血瘀日久，凝滞瘀结便会形成瘀血，主要表现如下。

1. 疼痛

血脉不通,气机不畅,不通则痛。疼痛多为刺痛,固定不移,常反复发作。

2. 肿块

血流不畅,瘀血久积成块,或软或硬,固定不移。

3. 出血

血脉瘀阻,血不行道,溢出脉外,其色多暗,兼夹血块,常出现吐血、尿血、便血、衄血、咯血。通常皮肤紫暗。

4. 皮肤疾病

由于瘀血,皮肤失养,出现皮毛无华、肌肤甲错、皮肤瘙痒和出现碎屑、肢体麻木。

(二)热毒

热毒无论外感、内生,有炎上、亢奋、耗阴伤血的特点,其先存于皮肤、肌肉,而后侵犯脏腑,弥漫三焦,迫血灼津;热毒伤正气,而后伏于虚处。余毒留恋,胶结难解,一经鼓动则再次发病,如烬火难熄,风吹又起。余毒蕴于脏腑,缓缓伤正,最终脏腑衰败,阴阳乏竭。主要表现如下。

1. 发热

邪正相搏,体温升高。

2. 邪热淫灼肌肤

多见红斑、脓疱、目赤、溃疡。

3. 出血

热盛伤津,迫血妄行,出现咳血、衄血、便血。

4. 邪热内盛,上攻头目

热扰心神,出现头痛、烦躁、神昏。

(三)寒

寒邪分为内寒、外寒。外寒侵袭肺卫,阻滞卫气宣发至体表;内寒影响脏腑,使得阳气虚弱,寒从内生。二者相互影响。

1. 疼痛

寒性凝滞，气血不通，疼痛强烈难忍，如同针刺，恶寒喜暖，遇寒加重，遇暖缓解。

2. 肢寒畏冷

寒为阴邪，伤及阳气，阳气不能宣发至四肢，固为肢寒。

3. 身体拘急僵硬

寒性收敛，使肌肤绷急，筋脉拘引，气血不畅。

4. 面色发白，舌淡苔白，脉迟或紧

（四）湿

通常CTD的患者都会夹杂有湿。有的患者感受外来湿邪（环境湿邪），侵袭皮肤筋脉，阻滞气机；有的患者素来脾胃虚弱或饮食不节，津液输布障碍，水湿内停。

1. 身感重着麻木，神疲乏力

湿性黏滞，易阻遏气机，临床表现为头重如铅，身体乏力，头目如蒙。遇天气湿则加重。

2. 分泌物、排泄物黏着

湿性重着，常觉排便不尽，脸存污秽，油腻。

3. 腹满，纳呆，腹泻

湿邪困脾，脾失运化，影响水谷运化，阻碍气机，气机不畅，出现腹满，纳呆，甚至腹泻，同时伴有水湿内停。

此外，CTD中风、燥证辨证同样不可忽视。如风善行数变，表现为疼痛游走，于关节、皮肤出现风团，皮肤破损，瘙痒无定处。风主动，上扰清窍，易出现头晕，头痛，抽搐，猝然昏倒，口吐白沫；燥邪伤津伤肺。

三、辨证治疗

（一）补肾法治疗红斑狼疮

红斑狼疮患者常见腰膝酸痛，脱发，足痛，耳鸣、耳聋和听力衰减，男性遗精，女性月经不调、闭经或不孕，尺脉虚弱等肾虚病症。阴虚阳亢是本证的主要表现。临床上主要有4种类型。

1. **阴虚火旺型**

以滋阴降火法治之，常用犀角地黄汤及石膏生地黄煎加减，常用药有生石膏、广西角粉、牡丹皮、鲜芦茅根等。

2. **气阴两虚型**

以滋阴益气法治之，常用补中益气汤及六味地黄丸加减，常用药有党参、生黄芪、熟地黄、青蒿等。

3. **阴阳两虚型**

以滋阴壮阳法治之，常用二仙汤和右归丸加减，常用药有仙茅、淫羊藿、菟丝子、补骨脂、续断、山药等。

（二）活血化瘀法治疗红斑狼疮

红斑狼疮患者常见血瘀证，具体表现为肢端暗紫、舌质青紫、体表紫癜或瘀斑、月经紊乱，临床上采用活血化瘀的治疗方法。

1. **血热血瘀型**

凉血活血法治之。证见五心烦热，阴虚火旺，脉细数，舌质红，苔少。常用药有大黄、大血藤、赤芍、生地黄、地榆等。

2. **阳虚血瘀型**

壮阳活血法治之。以二仙汤、附桂八味丸加减，区分不同活血而治疗。

3. **气滞血瘀型**

以理气活血法治之。症见食欲差、两胁疼痛、恶心、嗳气、胸膈痞满。以柴胡疏肝汤加减，常用药有鸡血藤、血竭、柴胡、苏木、郁金、香附加味。

4. **气虚血瘀型**

以益气活血法治之。本病多见于红斑狼疮急性发作后，高烧已退，常用药有党参、黄芪、桂枝、丹参、鸡血藤等加减。

（三）中医辨证治疗皮肌炎

皮肌炎的病因辨证分析多由先天禀赋不足，或情志内伤，复感风寒湿邪，蕴结肌肤，痹阻经脉，气血瘀滞而至肌肉疼痛；邪内传于脾，脾气受损则四肢肌肉无力；或因风湿毒邪侵袭，蕴阻肌肤，内传营血，热毒炽盛，气血两燔而引起急性发作；久病阴阳气血失调，脏气受损，出现心脾两虚或阳虚血瘀等证，可当作痿病治疗。辨证如下。

1. 风热犯肺证

治宜疏散风热、养阴清肺，方用银翘散合清燥救肺汤加减。

2. 脾虚湿热证

治宜益气健脾、清热除湿，方用升阳益胃汤加减。

3. 邪热内盛证

治宜清热凉血，方用清瘟败毒饮合清营汤加减。

4. 肝肾阴虚证

治宜滋补肝肾，方用六味地黄汤加减。

5. 瘀血阻络证

治宜活血化瘀，方用身痛逐瘀汤加减。

6. 气阴亏虚证

治宜健脾益气养阴，方以补中益气汤、参苓白术散为基础方加减。

除了中药治疗外，针刺、针灸、穴位按摩、中药外敷等疗法均适用于治疗皮肌炎，结合中药治疗效果更佳。

第二节 脂肪组织疾病

一、临床表现

脂肪组织代谢障碍与世界上流行的许多疾病相关，比如肥胖症、2型糖尿病、心血管疾病等。作为内分泌系统的重要组成部分，脂肪组织能分泌许多关键激素，它的功能障碍也影响着远处的细胞和组织。随着当前饮食结构及生活习惯的变化，以内脏脂肪堆积为主的腹型肥胖患病率迅速升高，显著增加2型糖尿病及心血管事件的发生风险。中医在治疗该类代谢性疾病方面具有显著的优势及特色。

二、辨证治疗

脂肪组织疾病大多可以从水湿、气滞、血瘀、阴虚等方面进行干预治疗，在中医中常采用祛湿、行气、化瘀、滋阴的方法以达到改善脂肪组织疾病的目的。下面介绍在中医方面具有显著治疗效果的疾病。

（一）脂肪瘤中医治疗

1. 概述

脂肪瘤是由成熟脂肪细胞所构成的一种常见浅表良性肿瘤。多见于中年人，可发生于任何部位，表现为单个或多个皮下局限性肿块。细胞遗传学方面研究认为该病与染色体改变有关。

2. 中医辨证治疗

（1）痰湿凝聚。症见全身各处有单个或多个肿块，无痛，困倦乏力，胸胁满闷，呕吐痰涎，大便稀溏，舌质淡，苔白滑腻，脉滑或濡。治则为化痰祛湿。方选化痰散结汤加减。

（2）热毒蕴结。症见四肢或躯干部肿块，质硬，疼痛，或肿块破溃，伴发热、烦躁、易怒、口渴喜冷饮、大便干结、小便黄赤，舌质红，苔黄燥或黄腻，脉弦数或滑数。治则为清热解毒。方选清热散结汤。

（3）血瘀气滞。症见面暗消瘦，四肢、肩背或腹部肿块，痛有定处，或伴有肢体麻木、肢端不温、口唇青紫，舌质紫暗，或有瘀血斑块或斑点，脉弦细涩。治则为活血化瘀。方选清热散结汤加减。

（4）气血亏虚。症见肿块日渐增大，伴有面色不华，少气懒言，四肢倦怠，食纳日减，形体消瘦，时或低热，舌淡苔白，脉沉细。治则为益气养血。方选益气散结汤加减。

（二）黄连调节脂肪组织糖代谢的作用机制

1. 概述

脾胃同为气血生化之源，后天之本，在饮食的受纳、消化及水谷精微的吸收、传输等生理过程中，起到主要作用。主要体现在水谷纳运，气机升降，阴阳燥湿相济方面。脾胃之气纳运相得能维持食物的消化及精微、津液的吸收传输。

调节机体代谢的重要器官之一为脂肪组织，其生理、病理与中土运化关联紧密。能量过剩引起脂质沉积，脂肪组织过度肥大，继发脂解、胰岛素抵抗，可致糖脂代谢紊乱。脾土不运、清浊失常是肥胖、糖尿病等糖脂代谢紊乱疾病的常见辨证分析，因此，调节脾胃升降即为该病的主要治则。

2. 中医理论在脂肪组织中的体现

《医学读书记》言："土具冲和之德而为生物之本。"饮食水谷，受纳在胃而运化在脾，《四圣心源》云："中气旺则胃降而善纳，脾升而善磨，水谷腐熟，精气滋生，所以无病。"胃与脾相邻，二者互为表里，脾气主升，胃气主降，两者升降相因；胃主受纳和腐熟，为脾的运化奠定基础，两者纳运相得；脾为阴脏，以阳气用事，胃为阳腑，需要阴液滋润，两者燥湿相济。脾胃共同完成食物的消化吸收及其精微的输布，从而滋养全身。人体脂肪组织在这两方面也有体现：占比最高的白色脂肪组织（white adipose tissue，WAT）可贮存剩余营养物质，类似脾胃枢纽中的胃；棕色脂肪组织（brown adipose tissue，BAT）占比较少，因具备大量线粒体，可在寒冷环境中耗能产热维持体温，类似脾胃枢纽中的脾。因此，脂肪组织中的物质与脾胃枢纽相对。

若过食油腻，脾胃失调，邪气会阻塞中焦，导致脾胃升降功能失调，清气无法上升，停留而变浑浊，油腻物堆积，就会导致肥胖。肥胖的人有痰浊积聚于胃中焦，则胃脘腹部会膨隆突出，浑浊邪气久而化热伤津液，产生消渴的症状。这种情况在脂肪组织中也有对应：当我们摄入的能量超过身体所需时，多余的能量会被储存为脂肪，在腹部和内脏周围积累，导致腹部肥胖。过多的脂肪组织会导致胰岛素敏感性下降，并激活巨噬细胞，促使脂肪分解，释放大量游离脂肪酸和甘油进入血液循环，产生所谓的"脂毒性"。这会导致肝脏脂肪合成和糖的产生增加，导致糖脂代谢紊乱。

（三）黄连调节脂肪组织糖代谢的功效

黄连是一种性寒、味苦的草药，对于清除中焦湿热非常重要。陶弘景在《本草经集注》中提到，黄连可以解热并缓解口渴，还可以调节肠胃。张元素在《珍珠囊》中称黄连可以去除脾胃中的湿热，治疗烦躁、恶心、中焦郁热、欲吐等症状。而且黄色象征着中土之气。黄连主要用于治疗中焦郁热、烦躁、消渴、心下痞满等症状。中医常用黄连来治疗肥胖和2型糖尿病等代谢性疾病，黄连可以清除中焦湿热和浊邪，调节脾胃功能，平衡阴阳，促进身体内部的平衡。脂肪组织对身体的代谢有重要影响，与中焦的运化功能密切相关。研究表明，黄连对脂肪组织起到了改善代谢的作用，其中促进白色脂肪组织转化为棕色脂肪组织来产生热量和消耗能量是黄连改善糖脂代谢的重要机制之一。其在代谢性疾病中的应用有着重要的价值。

三、总结

中医治疗结缔组织病与脂肪组织疾病主要从整体观察和辨证施治的角度出发，强调身体的整体平衡与调和，通过针灸、中药、推拿、按摩等疗法，调节气血运行和脏腑功能，提升身体的自愈能力。针对肥胖等脂肪组织疾病，中医注重调节脾胃功能、平衡阴阳，通过中药药方和饮食疗法，促进新陈代谢，改善身体代谢循环，以达到治疗效果。

第三节 干燥综合征

一、临床表现

干燥综合征（sjögren syndrome，SS）是一种以泪腺和唾液腺等外分泌腺，以及B淋巴细胞增殖、组织淋巴细胞浸润为特征的一种慢性自身免疫性疾病，目前认为干燥综合征是由于感染或激素水平的变化而发病。临床主要表现为干燥性角膜炎，出现眼泪分泌减少，眼部磨砂感、异物感；口腔干燥；进食干的食物时需要用水来送下，同时可以有腮腺肿大、龋齿，舌头有疼痛、皲裂等情况。干燥综合征的患者会出现肺、肾、血液系统以及神经系统等多种系统受累的情况。

二、病因辨证分析

1. 气阴两虚证

口干，眼干，神疲乏力，心悸气短，腹胀，食少纳呆，肢体酸软，大便溏泄。舌淡少苔，脉细弱。治则为养阴生津，益气养阴。

2. 阴虚湿热证

眼干，目赤多，口干，咽干，咽痛，关节红肿热痛，潮热盗汗，五心烦热，腰膝酸软，虚烦少眠，胃脘痞满，大便黏，小便黄。舌红，苔黄腻，脉弦细数。治则为养阴生津，润燥清热。

3. 燥邪犯肺证

口鼻干燥，干咳无痰或痰少黏稠，难以咯出，常伴有发热头痛、关节疼痛、周身不爽、大便干结等，舌质红，苔薄黄而干，脉细数。治则为清热润燥，宣肺布津。

4. 燥毒蕴结证

眼干，目赤，口干，咽干，咽痛，齿部肿痛，关节热痛，口苦口臭，皮肤红斑，大便干结，小便黄赤。舌红，舌质干或有裂纹，苔少或黄燥，脉弦细数。治则为养阴补血，清热解毒。

5. 气血瘀阻证

口咽干燥，但欲漱水不欲咽，眼干涩少泪，关节屈伸不利，肢体刺痛或麻木不温，肌肤甲错，皮下结节或红斑触痛，皮肤紫癜，腮腺肿大发硬、日久不消，肝脾肿大，女性兼见月经量少或闭经。舌质紫黯，或有瘀点瘀斑，苔少或无苔，舌下络脉瘀曲，脉细涩。治则为活血化瘀，养阴生津。

三、中医特色治疗——上中下分治

（一）上焦治肺

《临证指南医案》云："温自上受，燥自上伤，理亦相等，均是肺先受病。"肺为娇脏，喜润而恶燥。病程初期，燥邪多从口鼻皮毛而入，燥性干涩而易伤肺、伤津耗气，干燥综合征初期部分患者表现以上焦为主的症状。病初期气机不利，肺气失宣，无法将津液上输头面诸窍、外达皮毛肌腠，肺失肃降，津液无以下输成尿，水津失布、诸窍失养。津液失布，则见口舌鼻咽干燥、眼干少泪、渴欲饮水、饮后可解等轻度燥象。同时可见舌边尖红、苔薄少津、脉浮数等症。若患者素体阴虚、内外燥盛，日久则虚热内生、灼耗肺阴而燥象益甚，肺气上逆则见干咳，虚火灼津、炼液成痰则痰黏难咯。干燥综合征初期患者多见舌红苔薄少津，脉浮数，寸脉浮大而细的舌脉象。

上焦治疗以恢复肺主一身之气的功能为目的。肺为娇脏，因此治疗时不可过于寒凉而遏肺气，亦不可过于辛温而促肺燥；擅入肺经的辛凉解毒药物如金银花、连翘、贯众、蒲公英为佳选，同时，沙参、麦冬等滋补肺胃的药物也可使用，同时不可忽视补气，适量加用黄芪、党参等补中益气、健脾益肺。

（二）中焦治胃

燥为阳邪，易伤津液精血，干燥综合征病至中期，燥邪煎灼胃肠阴液、耗伤胃液脾阴，中焦气机不利，表现为以中焦为主的症状。患者多见口目鼻干甚而饮水难解、舌上涩痛、咽喉干痛及胃脘隐痛、饥不欲食、干呕呃逆等胃阴亏虚症状。脾为营卫气血津液化生之源，为后天阴液的主要来源。脾阴不足则津液化生不足，无以濡养脏腑诸窍。干燥综合征中期患者多觉唾液分泌少、食管干燥而吞咽困难、舌红少苔或无苔且无津、脉沉细。

中焦治疗以恢复中焦化生输布津液功能为目的。治燥须先清热，可使用生地黄、玄参、石斛、玉竹、知母等祛热濡润之物清降胃热，滋补胃阴，同时使用山药、茯苓、白术、党参等，使脾气健运，恢复中焦化生、输布阴液的功能。

（三）下养肝肾

《素问玄机原病式》云："凡诸燥症，皆火灼真阴，血液衰少。"干燥综合征后期燥及肝肾，伤及肝肾之阴。《景岳全书》云："五脏之伤，穷必及肾。"血虚无以生精，血虚精亏而灌溉乏源，患者出现唾液无泌、女性阴道干涩、舌体瘦小干萎、舌光红无苔等燥极之象；肝藏血主筋，开窍于目，末期肝血亏虚、失于荣养而多见面色苍白或萎黄、两目干涩、视物模糊、眩晕耳鸣、肢体麻木。患者多见目眶黯黑、舌上瘀斑、口渴但欲漱水不欲咽之瘀血象，舌体瘦小，舌根凹陷，舌多裂纹瘀点，舌下脉络迂曲，脉沉细涩无力，尺脉尤弱。

下焦治疗以挽救下焦藏精生血之功为目的。下燥阴损至深，急当救阴，重用性味甘寒、咸寒、酸寒而偏滋腻且擅入肝肾之品。可用鳖甲、龟甲、熟地黄、酒山茱萸以滋补肝肾之阴；以当归、枸杞子、白芍等药养血柔肝；若患者焦虑过度，可用柴胡、陈皮、枳壳等疏散之品疏肝理气。

四、总结

三焦与干燥综合征的发病密切相关，干燥综合征上焦发病多以肺阴虚为主，治以滋肺阴、清虚火为法。中焦发病多以脾胃阴亏为主，治以健脾气、滋胃阴为法。肝主疏泄，调畅气机，维持津液输布。肾阴为五脏阴液之本，肾阴的滋润以及肾阳气化推动水液运行，全身的脏腑经络才得以滋养。下焦发病多以肝肾阴虚或肾阳虚衰为主，故治以滋阴填精为法。无论是上焦发病还是中焦发病，都须顾护脾胃，津液有所化源。

第十二章

大疱性皮肤病

第一节 大疱性皮肤病概述及其分类

一、临床表现

大疱性皮肤病是指一组以水疱和大疱为主要皮损的皮肤病。这些疾病发生在皮肤和黏膜上。根据发病机制的不同，可以分为自身免疫性大疱病和非自身免疫性大疱病。自身免疫性大疱病在血清和皮损中都可以检测到致病抗体，属于器官特异性的自身免疫病。非自身免疫性大疱病无法检测到自身抗体，发病多与遗传有关，因此被称为遗传性疾病。根据水疱在组织病理学上的位置，可以进一步将大疱性皮肤病分为表皮内大疱病和表皮下大疱病。

早期中医文献对大疱性皮肤病的相关名词并无明确记载，但邓丙戌教授根据大疱性皮肤病的临床表现，结合相关中医经典，整理出相关中医疑病症名称有：天疱（泡）、天疱（泡）疮、火赤疮。

二、大疱性皮肤病西医常见治疗方法

临床上目前主流的药物治疗通常包括免疫抑制剂，如糖皮质激素（如泼尼松龙）和免疫调节剂（如环孢素、吗替麦考酚酯等）。激素类药物可以有效控制患者的病情，但同时激素类药物滥用的副作用也是导致该类患

者死亡的重要原因，激素禁忌证患者，或激素减量过程不顺利等患者用中医药辅助治疗可在一定程度上解决这些难题。

三、老年人皮肤特征中西医分析

（一）从中医角度论述老年人的皮肤特征

张松等人使用中医体质调查量表，收集了1 017位北京市西城区西长安街社区老年居民的生活资料并对他们进行体质评分及判定，该调查结果显示，在1 017名老年人中，平和质（229例）占22.52%，8种偏颇体质（788例）占77.48%，其中痰湿质、阳虚质、气虚质（合607例）最常见，占59.69%。结论是老年居民以偏颇体质居多，痰湿质、阳虚质、气虚质是常见的偏颇体质。

老年人体质特点与其身体机能、生活习惯关系密切，中医认为"湿从内生，必其人膏粱酒醴过度"，老年人多痰湿，一方面与其身体机能下降，运化无力有关，另一方面也存在饮食口味偏嗜的可能。气在人体生长收藏的过程中，总量并非恒定不变的，老年人身体机能下降，其气也会逐渐衰弱。如《灵枢·天年》记载："五十岁，肝气始衰，肝叶始薄，胆汁始减，目始不明；六十岁，心气始衰，苦忧悲，血气懈惰，故好卧；七十岁，脾气虚，皮肤枯；八十岁，肺气衰，魄离，故言善误；九十岁，肾气焦，四脏经脉空虚；百岁，五脏皆虚，神气皆去，形骸独居而终矣。"同理，老年人年老体弱，脏腑亏虚，脾胃运化无力，故而无法温化阳气，易出现阳虚证。正气不固，易受风寒邪气侵犯，寒为阴邪，易伤阳气，进一步导致阳虚证。

中医认为老年人五脏衰惫，体质虚弱，卫外不固，易受外邪侵袭，故染病多虚实夹杂，瘀积并见，这种体质特点决定了老年皮肤病缠绵难愈、容易反复的特点。

（二）从现代医学角度论述老年人的皮肤特征

从现代医学的角度来看，老年人代谢速率降低，皮肤的表皮与真皮变薄，表皮、真皮交界处界面变平，黑素细胞和朗格汉斯细胞减少，真皮体积可减少，皮肤附属器结构和功能发生改变和减退，导致表皮更替速率、修复速率变慢，对损伤的反应、屏障功能、清除化学物质速率、感觉功能、血管反应性、体温调节能力均有所下降。因此老年人易患皮肤病，包括但不限于干燥、瘙痒、色素改变、大疱性类天疱以及各种增生性疾病。

四、中医治疗老年人大疱性皮肤病分析

整体观念在中医治疗中被广泛应用，该观念在皮肤病的诊断治疗中同样适用。所谓中医的整体观念，既指人体自身的小整体，又指人与世界的大整体。

（一）人体的小整体

《黄帝内经》云："有诸形于内，必形于外。"皮肤的疾病看似在表，却与体内的五脏六腑有着密切关系，而肺在体合皮毛，是五脏六腑中直接统领皮肤的脏腑，故皮肤病与肺脏的关系尤为密切。很多皮肤病都可以间接从肺系统论治，如荨麻疹、血管性水肿多从肺气不宣、气机不利入手。

（二）人与世界的大整体

《素问·四气调神大论》云："故阴阳四时者，万物之终始也，生死之本也。逆之则灾害生，从之则苛疾不起。"人生于天地间，四时自然气候对人的影响是无时无刻不存在的，若只从人体的小整体入手，而忽视了人与自然的大整体，势必导致辨证的偏差，影响治疗效果，如荨麻疹，有遇热而发，有受寒则生；湿疹也是如此，有夏季发作或加重者，也有冬季发作或加重者。故治病当求之于本，客观分析内因、外因、不内外因才能了解真正的病情转归。

第二节 天疱疮

一、临床表现

天疱疮是一种自身免疫性疾病,主要特征是皮肤和黏膜上出现大量水疱。该病是由于免疫系统攻击正常的细胞连接蛋白,导致细胞间连接受损,因此会在皮肤和黏膜上出现水疱。主要特征为薄壁、疏松、易破裂的水疱,尼科利斯基征阳性,组织病理学显示棘层松弛导致表皮内水疱产生,免疫病理学显示角质形成细胞间有网状沉积的免疫球蛋白G、免疫球蛋白A或免疫球蛋白M,血清中存在针对天疱疮的抗体。作为一种严重的皮肤病,天疱疮病程较长,严重者可危及生命。

二、辨证治疗

中医对天疱疮的分类以皮疹为主要标志,皮疹以上半身为重者,多为风热偏盛;皮疹以下半身为重者,多为湿热偏盛;病久阴液亏损,元气受伤,多为气阴两虚。

(一)中医内治法

1. 脾湿蕴结证

辨证分析 中医认为脾喜燥恶润,但同时最易生湿,脾气虚衰不能运化,湿气蕴结于肌表则可能出现水疱,《医宗金鉴》对其大小形态进行了详细描述:"初起小如芡实,大如棋子,燎浆水疱。"

方药 参苓白术散和四妙丸加减。莲子9克(去皮),薏苡仁9克,砂仁9克,桔梗6克,白扁豆12克(姜汁浸,去皮,微炒),白茯苓15克,人参15克,甘草9克(炒),白术15克,山药15克,黄柏6克。

2. 热盛湿蕴证

辨证分析 火热邪气亢盛，壅滞于皮肤，则易出现红斑、水疱等。

方药 导赤散合二妙丸加减。生地黄、木通、生甘草梢、竹叶各6克，苍术12克，黄柏12克。

3. 气阴两伤证

辨证分析 湿热久蕴则会郁久化热，热邪最易伤津耗气，因此在天疱疮后期常出现气阴两伤等相关症状。

方药 八珍汤或六味地黄丸合生脉散加减。党参10克，麦冬15克，五味子6克，生地黄15克，山茱萸12克，山药9克，牡丹皮9克，泽泻9克。

（二）外治法

鞠宏等人用黄连、黄柏、地肤子、马齿苋等中药熬成汤剂，将纱布浸透，常温下敷于天疱疮患者的皮损处，达到清热燥湿、泻火解毒、祛风止痒等作用，适用于皮损有糜烂渗液者。

除湿解毒类中药软膏适用于皮损结痂者。口含金莲花片，或金银花、黄连、淡竹叶、生甘草等煎水含漱，适用于口舌糜烂者。

三、老年人天疱疮的主要治疗思路

王丽梅等对68例大疱性类天疱疮患者进行临床回顾性分析，结果发现年龄小、病程较短患者以实证为主，多由于心火妄动，湿浊内停，郁而化热，湿热外越，表现为湿热闭阻型天疱疮或瘀血阻滞型天疱疮。老年患者则相反，一般来说，老年人天疱疮常为脾湿型天疱疮，同时兼有热毒炽盛的症状，疾病后期同样会出现气阴两伤的临床表现，呈现虚实夹杂的复杂证型。中医治疗天疱疮时，常用内外兼施的方法，如张翃强等人在治疗高龄天疱疮患者时，就采用该方法并取得显著疗效，利用紫草清热解毒、活血凉血的药性，制作紫草油外用于患者创面，达到清热活血，去瘀生新，加速创面愈合，同时保护创面的作用，配合加味碧玉散外用，取其清热收敛的功效，减少创面渗出。

结合患者症状、舌脉，继续予上方加减，中药内服以"疮家圣药"连翘清热解毒，黄芪、当归等益气活血，麦冬、女贞子等滋补肝肾为法，兼以半夏清化热痰，临证加减。西医方面，在免疫球蛋白冲击治疗的基础上，使用糖皮质激素，并继续采用哌拉西林钠静脉滴注控制感染，维持水电解质平衡。

第三节 大疱性类天疱疮

一、临床表现

大疱性类天疱疮是一种自身免疫性皮肤病，主要特征是皮肤上出现水疱或大水疱。大疱性类天疱疮多发于中老年人，尤其是60岁以上的老年人。皮损可以表现为红斑、水肿性红斑、水疱或正常皮肤上的水疱。水疱的特点是疱壁较厚，不易破裂，发生部位主要在躯干、四肢伸侧、腋窝和腹股沟。尼科利斯基征阴性，疱疹周围的正常皮肤不易剥落。疱破后可能会出现糜烂，愈合后可能会留下色素沉着斑。少数患者的黏膜可能会出现水疱或糜烂。

二、辨证治疗

（一）中医内治法

1. **热毒炽盛证**

辨证分析 起病急骤，红斑、水疱迅速增多，糜烂面鲜红，渗出多，或上覆黄痂，有灼热感、痒痛感；伴口渴，烦躁不安，大便干，小便黄；舌红绛，苔黄，脉数或弦滑。

方药 犀角地黄汤合黄连解毒汤加减。

方解 方中水牛角、生地黄、白茅根清热凉血；莲子心清热，引火下行；生石膏、天花粉清热生津；紫花地丁、黄连、黄芩、黄柏、栀子、金银花泻火解毒；甘草清火解毒。

2. 心火脾湿证

辨证分析 全身燎浆水疱，新疱不断，糜烂面色红，疱壁紧张，结痂而不易脱落，口腔黏膜糜烂；伴乏力疲倦，腹胀不适，或口渴心烦，便溏，小便黄；舌质红，苔黄或黄腻，脉滑数或数。

方药 清脾除湿饮加减。

方解 方中茯苓、白术健脾化湿；黄芩、栀子清热燥湿；泽泻、茵陈清热利湿；生地黄、麦冬、牡丹皮清热凉血生津；淡竹叶、灯心草清心泻热；枳壳行气燥湿。

3. 湿热内蕴证

辨证分析 新疱不断，糜烂面色红，疱破裂后有渗出，伴见疲倦乏力，全身困重，不渴，小便正常；舌质红，苔黄腻，脉滑数。

方药 除湿解毒汤加减。

方解 方中金银花、连翘清热解毒；栀子、黄芩清热泻火解毒；生地黄清热凉血生津；茯苓淡渗利湿；白术健脾化湿；苍术健脾燥湿；黄芪益气利湿；甘草清火解毒。

4. 脾虚湿蕴证

辨证分析 疾病发展至中期，湿浊内停，脾虚失养，湿浊郁久化热，湿热外越皮肤，则表现为水疱壁松弛，基底色淡红，糜烂面大或成片，结痂较厚，不易脱落；口渴不欲饮，或全身困重，疲倦乏力，便溏不爽；舌淡胖，苔白腻，脉沉缓或沉滑。

方药 除湿胃苓汤合参苓白术散加减。

方解 方中党参益气健脾；白术健脾燥湿；茯苓、猪苓淡渗利湿健脾；茵陈、车前草清热利湿；黄芩、黄柏清热解毒燥湿；冬瓜皮、泽泻利湿消肿；枳壳行气燥湿。

5. 气阴两伤证

辨证分析 疾病日久，湿热之邪损伤阴液，脾虚日久耗气伤阴，以致气阴两伤，此时余少许新发水疱或无新发水疱，结痂脱落，瘙痒，夜间尤甚，烦躁不安，口干咽燥，五心烦热，汗出口渴，不欲多饮，疲倦乏力，短气懒言；舌质淡红，苔少或无苔，脉沉细。

方药 解毒养阴汤加减。

方解 方中北沙参、南沙参、玄参、天冬、麦冬、玉竹、石斛、西洋参益气清热养阴；金银花、蒲公英清热解毒；丹参凉血活血。

（二）外治法

（1）黄柏搽剂涂后，外敷青黛散、三石散。

（2）自拟泡洗方时，如水疱较大，疱破渗出明显时，可用大黄、千里光、马齿苋、地榆煎水湿敷。

第四节 掌跖脓疱病

一、临床表现

掌跖脓疱病是一种慢性复发性皮肤病，主要发于掌跖。其主要临床特征为在红斑的基础上周期性发生簇集性无菌性小脓疱，伴角化、脱屑等。本病好发于30～50岁女性人群。本病除掌跖部外，足背、膝盖、手背、肘部等处均可出现皮疹，个别患者可出现全身性皮疹。多种外界刺激、夏季出汗增多、经前期、自主神经功能紊乱均可促使本病发作，使症状恶化。据相关报道，本病的出现可能与机体对感染病灶、金属过敏的反应或脓疱性银屑病有关。

二、辨证治疗

中医辨证将本病分为热毒证、湿热证2个证型。本病主要由脾虚生湿，湿热内蕴，或外感湿热邪毒，以致邪毒循经外越蕴于掌跖而发。

1. 热毒证

辨证分析 中医认为本病的病位在脾，脾主四肢，运化水谷而灌溉四肢，热毒循经从中焦外发，故本证多见于掌跖出现大小不等的水疱、脓疱，或者疱破而呈现糜烂，脓疱红肿热痛，同时伴有全身不适，发热口渴。刻下症见：舌质红绛，苔少，脉数。

治法 清热解毒，凉血化湿。

方药 清瘟败毒饮、犀角地黄汤、凉血四物汤加减。药物包括生地黄、牡丹皮、金银花、连翘、黄芩、黄连、重楼、苦参、车前子、生甘草等。随患者具体症状加减。

2. 湿热证

辨证分析 湿热证以湿邪停滞为主，湿性黏滞缠绵，难以根除，故病情反复，脓疱难以根除。该证型常见掌跖部位水疱、脓疱相间而生，疱破渗液、糜烂、渗出较重。同时刻下症见：舌质淡白或淡红，或有齿痕，苔薄黄或黄腻，脉濡数等湿阻的症状。

治法 健脾化湿，清热解毒。

方药 除湿胃苓汤、犀角地黄汤加减。药物包括厚朴、陈皮、茯苓、泽泻、车前子、猪苓、苦参、生地黄、牡丹皮、生甘草等。随患者具体症状加减。

第五节 家族性良性慢性天疱疮

一、临床表现

家族性良性慢性天疱疮是一种常染色体显性遗传性皮肤病，其病因尚未完全确认，可能是由表皮细胞的张力丝和桥粒或细胞间物质合成缺陷引起。外界某些刺激因素，如紫外线照射、摩擦等，均可能加重病情。

二、辨证治疗

天疱疮多因脾虚失运，湿浊内停，郁久化热，兼风热、暑湿、热毒，使湿热蕴结，不得疏泄，熏蒸不解，外越肌肤而发，湿热邪毒蕴久可伤阴，而致血燥津耗。辨证分析归纳为脾虚湿蕴证、湿热蕴积证和阴伤津耗证。

1. 脾虚湿蕴证

辨证分析 初起皮肤黯淡，继则出现成片松弛性水疱，水疱大或多，抓破多有清水流出。常伴有消化不良，大便稀溏或完谷不化，乏力困倦，少气懒言；舌质淡，舌体常胖嫩而有齿痕，苔白或白腻，脉缓。

治法 健脾化湿。

方药 健脾除湿汤加减。党参15克，苍术10克，茯苓20克，白术10克，薏苡仁15克，泽泻15克，龙骨20克，牡蛎20克，甘草6克。

2. 湿热蕴积证

辨证分析 发病急，水疱周围皮肤发红，疱疹逐渐增多，瘙痒难忍，破溃后有大量渗出液，形成糜烂面，甚则有腥臭味。伴小便短赤、大便黏滞或秘结；舌质红，苔黄腻，脉弦数或弦滑。

治法 清热利湿。

方药 败毒化湿汤加减。半夏12克，泽泻15克，土茯苓20克，栀子6克，黄芩9克，连翘9克，薏苡仁20克，马齿苋15克，板蓝根15克，龙骨30克，牡蛎30克，甘草6克。

3. 阴伤津耗证

辨证分析 发病皮疹以红斑、鳞屑、结痂为主，渗液不多或结痂，苔藓样部位有皲裂等。

治法 养阴生津。

方药 润燥止痒汤加减。当归10克，生地黄20克，熟地黄10克，白芍10克，玉竹10克，金银花10克，黄芩10克，玄参10克，麦冬10克，龙骨20克，牡蛎20克，甘草6克。

第十三章

内分泌代谢性皮肤病

第一节 黏液性水肿

一、定义

黏液性水肿（myxedema）是由于体内甲状腺素的缺乏，使面部皮肤蜡样肿胀，常伴有内脏系统病变。

二、临床表现

（1）面部皮肤呈现出非凹陷性水肿，质硬，蜡黄或苍白色，干燥、粗糙、皮温低。

（2）面色苍白，两侧眼睑及颊部明显肿胀，鼻翼宽、唇厚、舌大，说话不清晰，呈淡漠发呆的特殊面容。

（3）其他可有头发、眉毛稀少脱落，甲板变脆有纵嵴，肘、膝等处可有毛囊性丘疹。

（4）病理特点角化过度，真皮增厚，真皮内成片黏蛋白沉积，胶原肿胀，胶原束断裂。黏蛋白染色阳性。

三、诊断要点

（1）病史常因甲状腺功能亢进而进行碘治疗过量，或者手术切除过多甲状腺体而导致甲状腺功能减退；也可为先天性发育缺陷或特发性等原因。

（2）典型临床表现。

（3）组织病理学显示其皮内有成片黏蛋白沉积。

四、典型病例

患者，男，66岁。

主诉 双足背肿胀7年，加重1个月。

现病史 查体见双足背弥漫性肿胀，表面皮肤角化增厚、质硬、压之不凹陷，边界不清。心脏超声显示左心室舒张功能减低，二尖瓣和主动脉瓣轻度关闭不全。右足背皮损组织病理显示：表皮疣状增生，基底层黑色素增多；真皮全层增厚，胶原纤维间隙增宽。阿尔辛蓝染色显示真皮浅中层胶原纤维间有大量阳性物质沉积。诊断为黏液性水肿。予卤米松/三氯生乳膏封包治疗1个月，双足背肿胀明显减轻。

治疗

中药内治法 口服防己黄芪汤加减。方药组成：黄芪、白术、茵陈和鸡内金各15克，防己和甘草各10克，水煎，每日1剂，分早晚2次口服。5日为1个疗程，治疗2个疗程后观察疗效。

第二节 黑棘皮病

一、定义

黑棘皮病（acanthosis nigricans）是以皮肤色素增加、天鹅绒样增厚、角化过度、疣状增殖为特征的皮肤病。

二、临床表现

（1）本病好发于面、颈、腋、背、外生殖器及皮肤皱褶处。
（2）皮损初起表现为色素沉着、干燥粗糙、表面有小乳头状隆起，进而呈乳头瘤状增生，皮损呈灰棕色或黑色。
（3）无自觉症状。
（4）临床分型：良性黑棘皮病发生于婴幼儿期，有家族遗传倾向；肥胖性黑棘皮病好发于肥胖者，若体重下降，皮损可消退；恶性黑棘皮病常伴发肿瘤；有些黑棘皮病与药物有关或为某些综合征的皮肤表现。

三、诊断要点

（1）面、颈及皮肤皱褶部位的色素沉着和乳头瘤样增生。
（2）组织病理学显示表皮中度角化过度及乳头瘤状增生，基底层黑色素增加。

四、治疗方案

（1）病因治疗：肥胖者纠正肥胖，恶性黑棘皮病查找并治疗内脏恶性肿瘤，药物性黑棘皮病者可停药。

（2）局部治疗：①外用角质松解剂或鬼臼毒素等。②0.05%～0.1%维A酸凝胶每日2次，2周后可使皮损改善。

第三节 黄瘤病

一、定义

黄瘤病（xanthomatosis）是由于脂质沉积引起皮肤或肌腱形成黄色丘疹、结节或斑块，多伴有血脂异常，也可侵犯内脏器官。

二、临床表现

1. 结节性黄瘤

（1）本病好发于四肢伸侧，尤其是肘、膝关节。

（2）皮损为淡黄色或橘黄色的丘疹、结节或斑块，有群集和融合倾向，质韧有弹性。

（3）可有家族性，常合并胆固醇、甘油三酯代谢异常，亦可发生冠状动脉粥样硬化性心脏病。

2. 腱黄瘤

（1）本病好发于跟腱、手足背的伸肌腱。

（2）皮损为质地坚实的丘疹或结节。

（3）多伴有胆固醇和脂蛋白的代谢异常，也可伴发动脉粥样硬化。

3. 发疹性黄瘤

（1）本病好发于四肢伸侧、臀部，也可见于躯干、口腔等。

（2）发病突然，表现为黄色或棕黄色米粒大小丘疹，周围绕以红晕，多成片出现。

（3）可有瘙痒。

（4）血清甘油三酯水平增高。

4. 扁平黄瘤

（1）本病好发于颈、躯干、肩背和腋下，黏膜不受侵犯。

（2）皮损为淡黄色或橘黄色扁平或稍隆起的斑块。

（3）常伴有高脂蛋白血症。

5. 睑黄瘤

（1）本病好发于眼睑内眦部，多对称分布。

（2）皮损为扁平柔软的黄色斑块。

（3）常和其他型黄瘤伴发，也可伴发高胆固醇血症或心血管疾病。

6. 掌黄瘤

（1）本病好发于掌跖和指屈皱褶处。

（2）皮损为黄色或橘黄色稍隆起的结节或斑块，呈线状分布。

（3）常伴有高胆固醇血症及高甘油三酯血症。

7. 播散性黄瘤

（1）本病好发于屈侧及皱褶部位，如颈、腋下、腹股沟、肘窝和腘窝，对称，播散分布。

（2）黄色或黄褐色丘疹或结节，可相互融合。

（3）部分可有呼吸和吞咽困难，部分可伴有尿崩症。

（4）血脂可正常。

三、诊断要点

1. 典型临床表现

2. 实验室检查

（1）血清胆固醇、甘油三酯、脂蛋白水平增高。

（2）组织病理：真皮内有泡沫细胞及多核巨细胞。

四、典型病例

患者，女，37岁。

主诉 躯干部出现红色丘疹30余日。

现病史 躯干、四肢可见泛发性密集分布的淡黄色丘疹或橘黄色丘疹，约针尖至绿豆大小，质坚。左背部皮损组织病理学显示：表皮未见异常，真皮中上部可见1块肉芽肿性浸润，浸润由泡沫细胞和淋巴细胞组成。

中医诊断 黄瘤病。

治疗

中药内治法 自拟痛风饮。方药组成：黄柏、苍术、生薏苡仁、土茯苓、萆薢、泽兰、当归、桃仁、红花、牛膝。关节痛剧者加全蝎、蜈蚣；关节肿甚者加白芥子、僵蚕；关节变形者加炮穿山甲（猪蹄甲代）、威灵仙；发热者加石膏、知母。每日1剂，水煎，分2次服。

第四节 类脂质蛋白沉积症

一、定义

类脂质蛋白沉积症（lipoid proteinosis）是一种透明蛋白样物质沉积于皮肤黏膜、脑及其他内脏器官引起的罕见常染色体隐性遗传病。确切的代谢缺陷机制不清。

二、临床表现

（1）出生时或出生后不久发病。

（2）手、指、肘、膝伸侧好发。皮损为粟粒至绿豆大小，淡黄色至黄褐色半透明丘疹或小结节，有蜡样光泽，可群集成片，呈橘皮样外观；睑缘有串珠状丘疹，称串珠状睑病，可伴有睫毛脱落。头皮受累可有秃发。面、肘部皮损可类似黄色瘤。

（3）唇、舌黏膜黄白色浸润，舌体大、木板样硬，常不能伸出。扁桃体、咽、腭垂、会厌、声带均可受累，出现声音嘶哑等症状。阴唇和阴道黏膜也可受累。

（4）可伴有牙畸形、颅内钙化和癫痫等。

（5）组织病理学显示真皮血管、汗腺、毛囊周围有嗜伊红性、与表皮垂直的透明蛋白样物质沉积。PAS染色（过碘酸希夫染色）强阳性。

三、诊断要点

（1）典型临床表现。
（2）组织病理学证实，PAS染色强阳性。

第五节 皮肤卟啉病

一、定义

皮肤卟啉病（cutanea tarda）是一组先天性或后天性卟啉代谢障碍引起的以光敏性皮肤损害为主要表现的疾病。

二、临床表现

1. 先天性红细胞生成性卟啉病
（1）本病多见于出生时或出生后不久的婴儿。

（2）暴露部位出现水肿、红斑、水疱、大疱，破后糜烂、渗出、溃疡、结痂，愈后遗留瘢痕及色素沉着。

（3）可有瘙痒或烧灼感。

（4）尿液和胎粪呈粉红色。

（5）可伴有脾大和溶血性贫血。

（6）预后不良。

2. 红细胞生成性原卟啉病

（1）本病多在3～5岁发病。

（2）日晒5～30分钟后，暴露部位皮肤出现红斑、水肿、紫癜、水疱，继而糜烂、结痂，反复发作可呈湿疹样或苔藓样变。

（3）可有瘙痒、烧灼感。少数可有肝大、黄疸、门静脉高压、食管静脉出血等症状。

（4）预后较好。

3. 急性间歇性卟啉病

（1）周期性、阵发性腹部绞痛。

（2）神经精神症状。

（3）尿液呈暗黑色。

4. 混合型卟啉病（变异性卟啉病）

（1）本病多起病于10～30岁。

（2）暴露部位出现红斑、水肿、水疱和大疱，破后糜烂、溃疡，愈后有瘢痕。

（3）皮肤脆性增加，面部呈紫红色，多毛。

（4）急性发作期有神经系统或内脏病变。

5. 迟发性皮肤卟啉病

（1）本病多为获得性，成年发病。

（2）暴露部位和易受摩擦及外伤处日晒后出现水肿性红斑、水疱、糜烂、结痂。

（3）病程长者，可有色素沉着、多毛及硬皮病样改变。

（4）皮肤脆性增加。

（5）伴有刺痒或灼痛感。

（6）部分可并发肝大、肝硬化、糖尿病、红斑狼疮或肿瘤等。

三、诊断要点

（1）典型临床表现。

（2）光敏史。

（3）皮肤脆性增加，摩擦易破。

（4）瘙痒或灼痛感。

（5）卟啉检查。

（6）红细胞生成性原卟啉病：红细胞、血浆、粪中原卟啉增加。

（7）急性间歇性卟啉病：尿卟胆原增加。

（8）混合型卟啉病：尿卟胆原、粪中粪卟啉和原卟啉增加。

（9）迟发性皮肤卟啉病：尿卟啉及粪卟啉增加。

（10）组织病理学显示表皮下大疱，弹力纤维变性，真皮毛细血管壁及周围有无定形的透明蛋白沉积。PAS染色阳性。

| 第六节 | 中医特色治法

一、整体辨证论治

1. 八纲辨证论治

八纲包括阴、阳、表、里、虚、实、寒、热，是辨证的基本方法。具体到皮肤的病损表现为：风团色红属热证、实证，应清热；风团色白属寒证、虚证，宜益气散寒。水疱和糜烂渗出液色鲜、黏稠、有腥臭味，也属热证、实证，治疗上应采取清热燥湿解毒。先采取八纲辨证，再根据辨证结果采取对应的治疗方法。

2. 脏腑辨证论治

脏腑辨证是中医辨证体系中的重要内容之一，有很好的临床指导作用。如痤疮中的肺热炽盛证，面部红丘疹，疼痛，还伴有烦热口渴、舌红、苔黄、脉数等，治疗时宜清肺解毒、速降肺气；又如斑秃的患者头部症见斑状秃发外，还有心烦少寐多梦、头晕健忘、五心烦热、盗汗、舌红、少苔、脉细数等，多由思虑过度、情志忧郁导致，宜养阴益肾安神。脏腑与脏腑之间是一个整体，采取脏腑辨证时不能把各个脏腑单独分出进行辨证，而应该多考虑它们之间的联系。

二、鉴别诊治

针对内分泌代谢性皮肤病，我们应该有相应的中医特色治法，对于一些有瘙痒症状的患者，再根据其兼症判断瘙痒的原因，如果其发病急，游走性强，变化快，痒无定处，可以初步判断其为受了风邪而瘙痒，就是风痒；如果其有水疱、糜烂、渗出，缠绵不断，舌苔白腻，脉多沉缓或滑，可以判断其为湿痒；如果其皮肤潮红肿胀，灼热，痒痛相兼，舌质红，舌苔黄，脉弦滑或数，可以判断其为热痒；如果其痒若虫行，多数部位固定，遇热或夜间更甚，可判断其为虫痒；如果其泛发至全身，皮肤干燥，脱屑或肥厚角化等，舌质淡或有齿痕，脉沉细或缓，可以判断其为血虚痒。

对于风痒患者，可以采用解表法，如辛温解表法、辛凉解表法、解暑透表法，常用的针灸穴位为风池穴、外关穴、肺俞穴等。

对于血虚生风患者，也可以采用养血润肤法，先养血，让血来祛风，常用的针灸穴位有太溪穴、血海穴、膈俞穴等。

像黏液性水肿这种皮肤病，如果患者出现了面部水肿等症状，再根据其兼症判断其是否为阳水，采用利水渗湿、健脾等方法进行治疗。

面对老年患者时，通常要根据老年人的身体情况进行辨证论治，因老年人身体情况一般欠佳，尽量少采用祛邪的方法而多采用补法，就算使用祛邪法，也要注意不能过度使用，避免适得其反，如果祛邪之法太过，往往会让老年人的身体更加虚弱。

老年人的皮肤问题十分普遍，也给老年患者带来诸多困扰。皮肤是身体最大的器官，也是免疫系统的重要组成部分，可以保护身体免受外部环境的侵害。皮肤在外部和内部环境中首当其冲，出现病理性变化时，将影响老年患者的健康和生活质量。要格外注意老年患者所患的皮肤病，并根据老年人的体质做出有针对性的治疗。随着老年人口数量不断攀升，未来将会有更多的老年皮肤疾病需要认识和治疗。不久后，老年人的皮肤病学将会受到更多的关注和重视。

第十四章

免疫结缔组织病

免疫结缔组织病（immune connective tissue disease）是一组病因不明、累及多器官、多系统结缔组织的疾病，包括红斑狼疮、硬皮病、皮肌炎、干燥综合征、类风湿性关节炎、结节性多动脉炎及风湿热等疾病。这些疾病都具有自身免疫病的一些特征，如血清中可检测出多种自身抗体，应用糖皮质激素及免疫抑制剂治疗。

第一节 红斑狼疮

红斑狼疮（lupus erythematosus，LE）可分为皮肤型红斑狼疮（cutaneous lupus erythematosus，CLE）和系统性红斑狼疮（systemic lupus erythematosus，SLE）。皮肤型红斑狼疮以盘状红斑狼疮（discoid lupus erythematosus，DLE）较为常见。我国古代医学书籍中并无记载相似的病名，但有类似的症状记载，多归为"阴阳毒""日晒疮""蝴蝶疮""温毒发斑""痹病""水肿"等范畴。《金匮要略·百合狐惑阴阳毒病脉证治第三》云："阳毒之为病，面赤斑斑如锦纹，咽喉痛，唾脓血。""阴毒之为病，面目青，身痛如被杖，咽喉痛。"这些症状与红斑狼疮临床常见的皮疹、关节痛、发热、咽痛、出血等症状有相似之处。国家中医药管理局于《中医病证诊断疗效标准》（ZY/T001.1～001.9—94）中将"红蝴蝶疮"作为系统性红斑狼疮的中医病名，现代教材中多将红斑狼疮称为"红蝴蝶疮"。

一、病因辨证分析

本病总由先天禀赋不足，肝肾亏虚而致。因肝主藏血，肾主藏精，精血不足，虚火上炎；兼因腠理不密，日光暴晒，外热入侵，热毒入里，两热相搏，瘀阻脉络，内伤脏腑，外伤皮肤而发病。

热毒蕴结于肌肤，上泛头面，则生为盘状红斑狼疮；热毒内传于脏腑，瘀阻于肌肉关节之中，则可发为系统性红斑狼疮。

二、临床表现

本病临床表现存在多样性，常见盘状红斑狼疮和系统性红斑狼疮。

1. **盘状红斑狼疮**

本病多见于中青年人，女性与男性发病比例约为3∶1。本病发生与紫外线照射密切相关，可有家族聚集倾向。

皮损好发于面部，尤以两颊、鼻部为著，其次为头项、双耳、眼睑、额角，也可发于手背、指侧、唇红部、肩胛部等处。典型皮损为扁平或微隆起的附有黏着性鳞屑的盘状红斑或斑块，初起为针尖至黄豆大小，境界清楚，鳞屑下可见角栓和扩大的毛囊口，皮损中央逐渐出现萎缩、色素减退，周围多色素沉着，伴有毛细血管扩张。两颊部与鼻部的皮损可以互相融合，呈蝶形外观。本病亦可累及黏膜，主要发生在唇部，表现除鳞屑、红斑外，甚至可发生糜烂、溃疡。一般无自觉症状，可在病情进展或日光暴晒后有轻度瘙痒感，少数会有低热、乏力以及关节疼痛等全身症状。

2. **系统性红斑狼疮**

本病多见于中青年人，女性与男性发病比例约为1∶10。早期表现多种多样，症状多不明显，常表现为发热、关节疼痛、面部蝶形红斑、食欲减退、体重减轻等。本病初起可单个器官受累，亦可侵犯多器官系统。

（1）皮肤黏膜损害。约80%的患者出现对称性的皮损，典型皮损在开始时与盘状红斑狼疮皮损相似，在两颊部与鼻部出现蝶形水肿性不规则红斑，颜色鲜红或紫红，有时可见蝶形红斑，红斑在病情缓解时消退，留有棕色色素沉着，较少出现萎缩现象。

（2）全身症状。①发热：一般为不规则发热，多为低热，急性活动期出现高热，甚至可达40～41℃。②肌肉关节疼痛：约90%患者会出现，疼痛可侵犯四肢大小关节，多为游走性。③肾脏损害：约75%患者有肾脏受累，表现为肾炎综合征和肾病综合征，尿检出现轻重不一的蛋白尿、尿红细胞、管型尿，亦可出现水肿、高血压，后期可出现肾功能不全甚至尿毒症。④心血管：常见心包炎、心肌炎，部分患者可出现冠状动脉炎和周围血管病变。⑤其他病变：包括呼吸系统和消化系统病变，如胸膜炎、间质性肺炎、恶心呕吐、腹痛腹泻、便血等；病情严重时可出现神经精神病变等。

三、中医治疗

中医治疗本病多从补益肝肾、活血化瘀、祛风解毒入手。

（一）内治疗法

1. 热毒炽盛证

本证表现为面部蝶形红斑，颜色鲜艳，皮肤紫斑，肌肉关节疼痛，伴有高热抽搐，烦躁口渴，大便干结，舌红绛，苔黄腻，脉洪数或细数等。本证多见于系统性红斑狼疮急性活动期。

治宜清热凉血，解毒化斑。方用犀角地黄汤合黄连解毒汤加减。常用水牛角、生地黄、牡丹皮、赤芍、黄连、黄芩、黄柏、栀子等。高热神昏者加安宫牛黄丸或紫雪丹、至宝丹。

2. 阴虚火旺证

本证表现为斑疹暗红，关节足跟疼痛，伴有不规则发热或持续性低热，手足心热，心烦失眠，疲乏无力，自汗盗汗，面色浮红，月经量少或闭经，舌红苔薄，脉细数等。

治宜滋阴降火。方用六味地黄丸合大补阴丸、清骨散加减。常用生地黄、山茱萸、山药、牡丹皮、茯苓、知母、黄柏、青蒿、鳖甲、墨旱莲、女贞子等。

3. 脾肾阳虚证

证见眼睑、下肢水肿，胸胁胀满，尿少或尿闭，面色无华，腰膝酸软，面热肢冷，口干不渴，舌淡胖，苔薄白，脉细数等。

治宜温肾助阳，健脾利水。方用桂附八味丸合真武汤加减。常用附子、肉桂、牛膝、茯苓、泽泻、薏苡仁、仙茅、淫羊藿等。

4. 脾虚肝旺证

证见皮肤紫斑，胸胁胀满，腹胀纳呆，头昏头痛，耳鸣失眠，月经不调或闭经，舌质紫暗或有瘀斑，脉细弦等。

治宜健脾清肝。方用四君子汤合丹栀逍遥散加减。常用党参、白术、黄芪、茯苓、柴胡、当归、白芍、香附、陈皮等。

5. 气滞血瘀证

本证表现为红斑暗滞，角质栓形成及皮肤萎缩，伴体倦乏力，舌暗红，苔白或光面舌，脉沉细涩等。

治宜疏肝理气，活血化瘀。方用逍遥散合血府逐瘀汤加减。常用柴胡、枳壳、赤芍、香附、川芎、青皮、陈皮、当归、红花、桃仁、郁金、丹参、川楝子、延胡索等。

（二）外治疗法

白玉膏或黄柏霜

皮损处涂搽白玉膏或黄柏霜，每日1~2次。

第二节 硬皮病

硬皮病（scleroderma）是一种以皮肤局部或广泛变硬和内脏进行性硬化为特征的慢性结缔组织病，多见于20～50岁，女性发病率约为男性的3倍。依累及范围可分为局限性硬皮病和系统性硬皮病。通常认为本病属于祖国医学的"皮痹""皮痹阻"等范畴。本病早在《黄帝内经》的《素问·痹论》中就有记载："风寒湿三气杂至，合而为痹也……以秋遇此者为皮痹。"隋代巢元方《诸病源候论》明确提出："风湿痹病之状，或皮肤顽脓，或肌肉酸痛。风寒湿三气杂至，合而成痹。其风湿气多而寒气少者，为风湿痹也。由血气虚，则受风湿，而成此病。久不瘥，入于经络，搏于阳经，亦变令身体手足不随。"《圣济总录》记载："感于三气则为皮痹。"《景岳全书》谓："盖痹者，闭也，以气血为邪所闭，不得通行而病也。"由此可见，我国古代医家对于皮痹已经有深刻且系统的理解。

一、病因辨证分析

硬皮病属于本虚标实之证，本虚以肾虚为主，兼有气血虚、心肺脾虚，标实以寒邪凝结，湿痰血瘀等浊邪阻滞脉络，经脉不通为主。患者因先天禀赋不足、后天失调，或情志刺激，或气血不和，或脏腑失调，邪毒结聚而致生风、生湿、化燥、致虚、致瘀、伤阴等，致脏腑亏损，积虚成疾。本病主要与肺、脾、肾脏有关，而以肾脏为主。

二、临床表现

（一）局限性硬皮病（localized scleroderma）

病变主要累及皮肤，一般无内脏受累，依据皮损可分为点滴状、斑块状、线状和泛发性等。其中点滴状和泛发性硬皮病较为少见。一般无自觉症状，偶有感觉功能减退。

1. 斑块状硬斑病（plaque-like morphea）

本病多见于躯干部，亦可发生于身体各处。皮损特点初为一个或数个淡红色或紫红色水肿性斑状损害，为铅笔大小或更大。随病情发展，皮损逐渐扩大，中央出现象牙白或黄白色微凹陷，皮损周围绕以淡红色或淡紫色晕，留有色素沉着或减退。

2. 线状硬皮病（linear scleroderma）

本病多见于10岁以内的青少年，条状皮损常沿单侧肢体或肋间神经呈线状分布。皮损变化同斑块状硬斑病，但常进展迅速，累及皮下组织、肌肉、筋膜，最终硬化于下方组织粘连，可引起肢体挛缩及骨发育障碍，当皮损跨关节时可致运动受限。

（二）系统性硬皮病（systemic scleroderma）

本病好发于中青年女性，病变不仅侵犯皮肤，同时可累及内脏多器官，故病情常较重。临床上分为肢端型和弥漫型2型，前者约占系统性硬皮病的95%，皮肤硬化多从手、面部开始，病情进展缓慢；后者开始即为全身弥漫性硬化，病情进展较快，多在2年内发生全身皮肤和内脏广泛硬化，预后较差。

1. 前驱症状

雷诺现象（因指/趾动脉痉挛而引起的皮肤苍白、发绀或潮红现象）为最常见的首发症状，几乎见于90%的患者，同时可有不规则发热、关节疼痛、食欲减退、体重下降等症状。

2. 皮肤损害

皮肤损害是本病的标志性损害。双手与面部最先被累及，渐累及至前臂、颈、躯干，呈对称性，依次分为肿胀期、硬化期、萎缩期。早期皮肤肿胀，有紧绷感，后期皮肤硬化，表面光滑呈蜡黄色，皮肤坚实不易捏起，随着病情发展，皮肤、皮下组织、肌肉均可萎缩，皮肤直接贴于骨面。典型面部损害表现为"假面具脸"，即面部弥漫性色素沉着、缺乏表情、皱纹减少、"鹰钩鼻"、唇变薄、唇周出现放射状沟纹，张口伸舌受限。双手手指呈腊肠状，手指半屈曲呈爪样，指端及指关节伸侧皮肤可发生坏死和溃疡。胸部皮肤受累时似穿着铠甲，可影响呼吸运动。

3. 骨关节和肌肉损害

大小关节均可出现肿痛僵硬，手指关节受累时关节间隙变窄，可致畸形。肌肉受累表现为肌无力、肌痛及肌萎缩。颞颌关节亦可受累，牙槽骨吸收可致牙齿松动脱落。

4. 血管损害

由于血管（特别是动脉）内膜增生、管腔狭窄可致心肺肾功能受损，对寒冷及情绪刺激的舒缩反应异常。

5. 内脏损害

食管、肺、心脏、肾脏较常受累。90%的患者可出现食管受累，表现为蠕动障碍、吞咽困难，可出现胃食管反流。肺部受累常引起呼吸困难，可并发气胸、肺炎、肺动脉高压等。心脏受累可出现心包炎、心律失常、心功能不全。肾脏病变常见于疾病晚期，为疾病严重的标志，表现为蛋白尿、血尿、肾功能不全等。尚可见其他病变如小肠功能障碍、周围神经炎和视网膜病变等。

三、中医治疗

（一）内治疗法

1. 寒湿痹阻证

发病初期，皮肤浮肿，皮纹消失，紧张变厚，按之无凹陷，颜色苍白或黄褐色，表面温度偏低，自我感觉刺痛或麻木，肢端青紫、苍白，遇寒冷或情绪激动时加剧，伴有关节痛，或有月经不调、经来腹痛、经血暗紫、舌质紫暗、苔薄白、脉濡细等。

治宜散寒除湿，活血通络。方用阳和汤合当归四逆汤加减，常用鹿角胶、当归、白芍、熟地黄、桂枝、麻黄、白芥子、细辛、大枣、淫羊藿等。

2. 湿热阻络证

本证表现为双手近端即掌指关节肿胀，色红，手指呈腊肠样，触之灼热，或身痛，发热而渴，兼有口干口苦、舌红、苔薄黄、脉细弦等。

治宜清热利湿，兼以活血通络。方用宣痹汤合四妙勇安汤加减，常用玄参、金银花、当归、防己、杏仁、滑石、连翘、栀子、薏苡仁、赤小豆皮、蚕沙、茯苓等。

3. 气滞血瘀证

本证表现为皮肤变硬，有蜡样光泽，不能用手指捏起，皮肤皱纹不显，皮损处色素加深，或夹有色素减退斑，伴有毛细血管扩张，肌肤甲错，毛发干枯脱落，面部表情呆板，眼睑、口部张合受到限制，胸部有紧束感，手指屈伸困难，关节活动不利，口唇青紫变薄，女性月经量少、夹有血块，闭经，舌紫暗或有瘀点、瘀斑，舌下络脉紫暗、苔薄、脉细涩等。

治宜理气活血，化瘀通络。方用血府逐瘀汤加减，常用生地黄、熟地黄、鸡血藤、黄芪、当归、赤芍、桃仁、红花、三棱、莪术、香附、枳壳等。

4. 脾肾阳虚证

本病多见于局限性硬皮病萎缩期或系统性硬皮病后期，表情淡漠，呈"假面具脸"，鼻尖如削，口唇变薄，颜色灰白，周围有放射状沟纹，牙龈萎缩，齿根外露，松弛容易脱落，胸部皮肤坚硬，状如披甲，呼吸受限，手如鸟爪，骨节隆起，出现溃疡，关节强直，活动困难。常伴有畏寒肢冷无汗，纳呆，吞咽不畅，便溏，胁痛腹胀，胸闷心悸，头晕目眩，腰膝酸软，神疲劳倦，遗精、阳痿或妇女月经涩滞或闭经，舌淡胖有齿印、苔薄、脉沉紧，或迟缓，或沉细无力等。

治宜健脾益肾，温阳活血。方用右归丸合阳和汤加减，常用熟地黄、附子、肉桂、鹿角胶、杜仲、白芥子、麻黄、仙茅、肉苁蓉、丹参、赤芍、鸡血藤、黄芪、白术、茯苓等。

（二）外治疗法

闫小宁等观察"热敷药"外敷治疗硬皮病的临床疗效。药用白附子、独活、川乌、木通各6克，白鲜皮8克，红花、透骨草、艾叶各9克，料姜石120克（火煅）。布包热蒸1小时后外敷局部，每次30分钟，每日2次，治疗结果显示总有效率为97.1%。刘红霞治疗硬皮病常在躯干、四肢皮损处用走罐法、火罐法及闪罐法，以达到行气活血、祛瘀通络、软坚散结之功效。郭刚等用离子导入方法治疗局限性及系统性硬皮病。寒湿证用附子、肉桂、细辛、川乌、桂枝、生姜、花椒、艾叶、仙茅、麻黄等，湿热证用石膏、知母、大黄、金银花藤、芙蓉叶、玄参、浙贝母、冰片等。湿重者酌加蚕沙、防己、白术、羌活、独活、商陆、海桐皮等。

（三）针灸疗法

苑婷等以多头火针点刺局部皮损，中粗火针点刺后背膀胱经第1侧线穴位，以及腹部天枢穴、气海穴、关元穴等穴位。另用阳和汤加减（熟地黄30克，山药30克，白芥子6克，桂枝10克，炮姜10克，鹿角霜10克，女贞子20克，墨旱莲20克，当归10克，白芍30克，生黄芪10克，炙甘草6克，白术10克，茯苓30克）。患者经过4次治疗后皮肤已明显变软，皮损恢复常色，边界缩小。随症加减治疗3个月后患者恢复良好。

果乃华用针灸加火罐治疗局限性硬皮病21例，取肺俞穴、脾俞穴、肾俞穴、足三里穴等穴位，采用呼吸补法，取用大椎穴、曲池穴、合谷穴、阳陵泉穴等穴位采用平补平泻法。局部采用扬刺法，并依据皮损面积，以每针间隔2~3厘米呈45°角刺入患处中心基底部，患部中心以90°角垂直于皮表进针入基底部，行捻转泻法，留针30分钟。同时选取背俞穴和病变中心穴位加以温针灸，针后在病变部位拔火罐。结果显示痊愈9例（42.8%），有效11例（52.3%）。王俊志等以独活寄生汤化裁联合火针治疗局限性硬皮病58例，火针用0.35毫米×40毫米毫针，点燃酒精灯，一手持针，靠近欲针刺部位，烧红针尖，迅速向皮损部位，以0.2~0.3毫米的间隔进行点刺，刺入深度约0.5毫米，自上而下分排点刺，随进随出。7日治疗1次，4次为1个疗程，共治疗28日。总有效率为93.1%。

中医治疗硬皮病的方法有许多，以方药配合外用药、针刺拔罐等治疗方法综合治疗，可以取得较好的疗效，有效减少不良反应的发生。

第十五章

血管性皮肤病

过敏性紫癜

一、临床表现

过敏性紫癜是一种侵犯皮肤和其他器官细小动脉和毛细血管的过敏性血管炎。本病是儿童时期最常见的一种血管炎,多发于学龄期儿童,常见发病年龄为7~14岁,1周岁以内的婴儿少见。

过敏性紫癜起病较急,各种症状出现的先后顺序可能不同。首发症状以皮肤紫癜为主,少数患者首先出现腹痛、关节炎或肾脏症状。发病前1~3周常有上呼吸道感染史,同时伴有低热、食欲缺乏、乏力等全身症状。

过敏性紫癜的经典四联征包括:皮肤紫癜、关节症状、胃肠道症状和肾脏损伤。

(一)皮肤紫癜

过敏性紫癜的患者大多数以皮肤紫癜为首发症状。皮损表现为针头至黄豆大小瘀点、瘀斑或荨麻疹样皮疹或粉红色斑丘疹,压之不褪色,即为紫癜。皮疹多发生在负重部位,好发于四肢伸侧,尤其是双下肢、踝关节周围和臀部。皮疹初期为紫红色丘疹,高出皮肤表面,按压后不褪色,可能伴有瘙痒但很少疼痛,数日后转变为暗紫色,最终呈棕褐色,逐渐消退。严重者可发生水疱、血疱、坏死甚至溃疡。一般1~2周内消退,不留痕迹。皮损呈对称分布，成批出现，容易复发。仅有皮肤损害者也称单纯性紫癜。

（二）关节症状

大部分患者可出现关节的症状。主要表现为下肢关节（膝、踝、髋）发生肿胀，也可发生在上肢关节（手、腕和肘），以单个关节为主，活动受限。关节腔内有浆液性积液，一般无出血，可在数日内消失，不留后遗症。关节症状可能先于皮肤紫癜出现，但通常为一过性病变，多在数日内消失而不留关节畸形。伴有关节肿胀、疼痛，关节积液者称为关节型紫癜。

（三）胃肠道症状

约半数患者会出现胃肠道症状。主要表现为腹痛，多位于脐周和下腹部，可有压痛，少见反跳痛。同时伴有恶心、呕吐的症状。严重时并发消化道出血、肠缺血、肠坏死、肠套叠和肠穿孔，但消化道大出血较罕见。胃肠道症状可以和皮肤紫癜同时出现，通常在皮肤紫癜发生的8日内出现。如果腹痛在皮肤症状之前出现，易误诊为外科急腹症，甚至误行手术治疗。伴有腹痛、腹泻、便血、胃肠道出血者也称为胃肠型紫癜。

（四）肾脏损伤

部分患者出现肾脏损害，年长儿童与成年人更为普遍，多发生在起病的1个月内，症状轻重不一。多数患者表现为血尿、蛋白尿和管型尿，伴有血压增高及水肿，可持续数月甚至数年，但大多数能完全恢复，半数以上患儿的肾脏损害可以临床自行痊愈，少数发展为慢性肾炎，最终导致尿毒症。伴血尿、蛋白尿、肾损害者也称为肾紫癜。

（五）其他症状

除此之外，过敏性紫癜可能会出现以下伴随症状。

1. **生殖系统症状**

部分男性患者会出现阴囊和睾丸的炎症，表现为阴囊和睾丸的疼痛、肿胀，但很少成为发病症状。

2. 中枢和周围神经系统症状

少数患者神经系统受到侵犯，最常表现为头痛，也可出现抽搐、癫痫、舞蹈症、运动失调、失语、蛛网膜下腔出血。大部分症状是暂时的，很少出现后遗症。

3. 呼吸道症状

少数患者出现肺部的改变，表现为肺出血、肺泡出血和间质性肺炎。

二、病因辨证分析

中医认为，本病为病邪侵扰机体，损伤脉络，离经之血外溢肌肤黏膜而成。其病因以感受外邪、饮食失节、瘀血阻滞、久病气虚血亏为主，临床以阳证、热证、实证为多，若迁延不已，反复发作则表现为虚证及虚实夹杂之证。过敏性紫癜初起系感受外邪，灼伤血络所致，甚则导致热毒内盛，迫血妄行。若日久不愈，或反复发作，则又表现为气血亏虚，瘀阻脉络，成为难治之症。

三、辨证治疗

（一）针灸疗法

1. 毫针刺法

取穴 第1组：阿是穴、足三里穴、三阴交穴、血海穴、太冲穴、太溪穴等穴位。第2组：曲池穴、合谷穴、内关穴、膈俞穴、脾俞穴等穴位。

操作 2组穴位交替进行，上述穴位施展平补平泻的手法。得气后，留针30分钟，中间行针2次，6～10日为1个疗程。

方解 针刺血海穴可阴血归经；足三里穴为五腧穴之合穴，胃下合穴，有调理脾胃、补中益气、通经活络之功；三阴交穴为足三阴经交会处，针之可调节足三阴经之经气，与足三里穴相配，滋阴补血；太冲穴为五腧穴之腧穴，足厥阴之原穴，针刺可调理气血，理气止痛。诸穴合用，益气摄血、滋阴降火，标本同治，祛邪不伤正。

2. 艾灸疗法

取穴　大椎穴、膈俞穴、脾俞穴、胃俞穴、肾俞穴。

操作　隔姜灸，灸后以局部皮肤红润但不起泡为度，每日1次，连续治疗9日，注意避免烫伤。具体方法为：鲜生姜切成直径为2～3厘米、厚为0.2～0.3厘米的薄片，将艾炷燃尽，以患者感到灼热痛感能承受为度，每穴灸3壮。

（二）中药熏洗疗法

验方一　金银花、连翘各30克，牛蒡子、薄荷、苦桔梗各18克，淡豆豉、甘草各15克，荆芥12克。取上药加入清水1 000～1 500毫升煮沸，取药液倒入盆中，待温度适宜熏洗患部，每日1剂，早晚各1次，治愈为度。此疗法具有疏风散邪、清热凉血的作用。

验方二　水牛角180克，生石膏60克，生地黄30克，玄参、牡丹皮、赤芍、知母、黄连、栀子、黄芩、竹叶、连翘、甘草各12克。制作方法同上。此疗法具有清热解毒的功效。

验方三　葛根15克，大黄、枳实各12克，黄芩、黄连各9克，玄明粉6克。制作方法同上。此疗法具有泻火解毒、清胃化斑的作用。

验方四　苍术、黄柏、牛膝、薏苡仁各30克。制作方法同上。此疗法具有化湿清热的作用。

四、注意事项

（一）重视饮食的护理保健工作

过敏性紫癜患者在患病之后，一定要注意禁止食用各种会导致身体发生过敏反应的食物，如海鲜类、高蛋白类等易诱发过敏的食物。出现轻度腹痛症状的患者，日常饮食要遵循少食多餐、进食易消化食物的饮食原则。如果是过敏性紫癜引起严重的腹痛症状患者，在必要的时候要注意暂时禁食，并通过胃肠外营养支持治疗的方式进行处理。另外肾脏受到损害的过敏性紫癜患者，必须做到饮食的清淡性，一定要少盐，以免加重肾脏的负担。

（二）做好皮肤的护理工作

过敏性紫癜患者一定要注意保持皮肤的清洁，所穿着的贴身衣物一定要柔软干净。另外还要注意不要用一些刺激性比较强烈的洗剂对皮肤进行擦洗，才能防止皮肤组织受到损害，避免感染情况的发生。

（三）注意休息

处于急性发作期阶段的过敏性紫癜患者，必须做到绝对的卧床休息，要等到紫癜症状以及腹痛症状消失之后，才能下床进行适当的活动。而处于稳定期阶段的患者，也要注意进行充分的休息，防止身体劳累，避免剧烈运动，因为运动过于激烈易加重皮肤血管炎引起的出血症状。

（四）切勿私自停药

需要在医生的指导下用药、减药或停药。不能自己盲目地加大或减小药量，以防出现不良后果，给身体健康造成伤害。同时患者还要注意休息，保持心态平和，心情舒畅。

五、典型病例

患者，女，65岁。

主诉 双下肢反复出现紫红色斑点伴关节疼痛1个月。

现病史 患者近1个月以来，无明显诱因出现双下肢紫红色斑点。初起斑点数量较少，后逐渐增多，部分斑点相互融合成片，呈紫红色，边界清晰，按压不褪色，伴膝关节、踝关节隐痛，活动时疼痛加剧，膝关节、踝关节活动受限，偶有腹痛，无恶心、呕吐、腹泻。曾在当地诊所就诊，医生给予抗过敏药物治疗（具体不详），服药后症状稍有缓解，双下肢斑点颜色变淡，关节疼痛减轻，腹痛发作次数减少。停药后病情复发，双下肢斑点再次增多，关节疼痛及腹痛症状如前。现症见神疲乏力，面色少华，纳食一般，睡眠尚可，二便调。舌质淡红，苔薄白，脉细涩。

中医诊断 紫癜病（血热妄行证）。

西医诊断 过敏性紫癜。

治疗

（1）西医治疗：予泼尼松口服，以抑制免疫反应，减轻炎症；氯苯那敏口服，缓解过敏症状。

（2）中医内治法：中药方剂以清热凉血、活血化瘀为法，方拟犀角地黄汤合桃红四物汤加减。方中水牛角清热凉血解毒，为君药。生地黄清热凉血，养阴生津，助水牛角清热凉血，又能止血；赤芍、牡丹皮清热凉血，活血散瘀，共为臣药。桃仁、红花、当归、川芎活血化瘀，紫草凉血解毒，共为佐药。甘草调和诸药，为使药。全方共奏清热凉血、活血化瘀之效。具体方药如下：水牛角30克（先煎），生地黄15克，赤芍12克，牡丹皮12克，桃仁10克，红花10克，当归12克，川芎10克，紫草10克，甘草6克。3剂，每日1剂，水煎至200毫升，饭后温服。

（3）针灸治疗：取血海穴、曲池穴、足三里穴等穴位，以疏通经络、调和气血。

附：中药内治法

根据过敏性紫癜的病因辨证分析及临证实践将其分为风热伤络证、血热妄行证、湿热痹阻证、阴虚火旺证、气不摄血证5种证型。对于本病的治疗，实证以清热凉血为主；虚证以益气摄血、滋阴降火为主。各证型的具体辨证及选用方药如下。

1. 风热伤络证

临床表现 紫癜以下肢和臀部为多，可伴荨麻疹，也可见于上肢，对称分布，颜色较鲜红，大小形态不一，可融合成片，或有痒感。并可见关节肿痛、腹痛、便血、尿血等症。前驱症状多为发热、微恶风寒、咳嗽、咽红、鼻衄、全身不适、食欲不振等。舌质红，苔薄黄，脉浮数。

治法 祛风清热，凉血安络。

方药 银翘散加减。金银花、连翘、生地黄各30克，牛蒡子、薄荷、桔梗、生甘草、淡豆豉、紫草、茜草、牡丹皮各15克，荆芥、竹叶各10

克。水煎口服，每日1剂。

2. 血热妄行证

临床表现 起病急，皮肤瘀斑密集，甚则融合成片，色鲜红或紫红。可伴发热面赤、口干、渴喜冷饮、心烦失眠、衄血、便血或大便干结、小便黄赤等症。舌质红，苔黄略干，脉数有力。水煎口服，每日1剂。

治法 清热解毒，凉血化斑。

方药 犀角地黄汤加减。水牛角30克，生地黄25克，牡丹皮15克，赤芍10克。

3. 湿热痹阻证

临床表现 皮肤紫斑色黯，或起疱，多见于关节周围。伴有关节肿痛灼热，尤以膝、踝关节多见，四肢沉重，肢体活动受限。可伴有腹痛、纳呆、渴不欲饮、大便不调、便血、尿血等症。舌质红，苔黄腻，脉滑数或弦数。

治法 清热利湿，化瘀通络。

方药 四妙丸加减。黄柏、薏苡仁各25克，苍术、牛膝、白术、独活各15克，木瓜、紫草、桑枝各10克。水煎口服，每日1剂。

4. 阴虚火旺证

临床表现 起病缓，病程长，皮肤紫癜时发时止，瘀斑色暗红。可伴低热盗汗、手足心热、心烦不宁、口燥咽干、头晕耳鸣、尿血等症。舌红少津，脉细数。

治法 滋阴清热，凉血化瘀。

方药 大补阴丸加减。熟地黄、龟甲各20克，黄柏、知母、牡丹皮、牛膝各15克。水煎口服，每日1剂。

5. 气不摄血证

临床表现 病程较长，紫癜反复发作，隐约散在，色淡。可伴形体消瘦、面色不华、体倦乏力、头晕心悸、食少纳呆、便溏等症。舌淡，苔薄白，脉细弱或沉弱。

治法 健脾益气，和营摄血。

方药 归脾汤加减。黄芪、白术、龙眼肉、茯神、酸枣仁各20克，党参、木香各10克，当归、远志、甘草各5克。水煎口服，每日1剂。

第十六章

萎缩性皮肤病

女阴干枯症

一、临床表现

女阴干枯症是发生于女性阴部的一种萎缩性病变。系指女性外阴、阴道的腺体分泌不足，甚则绝无，以致外阴、阴道湿润度不够，或阴道干涩，发热如烙的一种病症，是女性性功能障碍的一种常见病。本病好发于闭经的老年妇女，不能生育或卵巢被切除的年轻妇女。

（1）病变初期女阴部轻度红肿伴有瘙痒及灼热感，随着病情的发展，女性阴部皮肤及黏膜逐渐萎缩，皮肤弹性降低，表面光滑，发亮而干燥。

（2）阴蒂及小阴唇消失，大阴唇变平，阴道口变狭窄。

（3）病变处呈白色或蜡黄色，夹杂红色斑点，伴有剧烈瘙痒，搔抓后于大阴唇外侧、股内侧或肛门周围发生苔藓样变。

二、病因辨证分析

中医认为，"肾主胞宫""肝司血海"，由于年老、体质虚弱、急慢性失血或患有慢性消耗性疾病等，造成肝肾虚衰、阴血亏损、冲任失调，是导致本病的主要原因。肾开窍于二阴，前阴为性器官所居，肾气通于阴器，于男子则阳事易举，于女子则玉液为用。妇女年近五旬，肾气渐衰，冲任亏虚，精血不足，无以润泽，易致阴干。本病以肾亏为多见，与肝脾二脏关系密切。

三、辨证治疗

（一）艾灸疗法

取穴 肾阳虚者取气海穴、关元穴、中极穴、肾俞穴等穴位；肾阴虚者取关元穴、神阙穴、足三里穴、三阴交穴、涌泉穴、膀胱穴等穴位。

操作 遵循从上到下、从左到右、先后背再胸腹的顺序，每个穴位灸8～12分钟至面色潮红即可，每日1次，15日为1个疗程，休息2～3日，可进行下一个疗程。

方解 通过热力刺激这些穴位，促进血液循环，改善局部的气血运行，从而达到调整阴阳，改善肾阳虚、肾阴虚的目的。

（二）中药熏洗疗法

苦参30克，蛇床子20克，龙胆草15克，狼毒、雄黄各10克。上药打碎用纱布包好，加水半盆，煎煮半小时，去渣取汁，趁热先熏后洗，约20分钟，每晚临睡前熏洗1次。初起者熏洗2～7次，即可获效，病程长者熏洗7～15次见效。治疗期间，暂停房事，忌辛辣刺激性食物。

四、注意事项

（1）注意个人卫生，勤换内裤。选择清洁、舒适、无刺激的衣物，以减轻对外阴的刺激。此外，避免穿紧身衣物，以免私处闷热潮湿，并应注意保持私处清洁。

（2）避免过于频繁的性生活，可适当使用润滑剂，以改善患者的不适症状。

（3）患者应稳定情绪，放松心情，正确认识阴道干涩是妇科的常见症状，与不良的生活习惯有关，避免焦虑和紧张的心态。

（4）戒烟酒，不吃辛辣刺激性食物，如辣椒等。多吃富含维生素A的食物，如鱼类、胡萝卜等。可以吃一些滋阴食物进行调节，比如枸杞子、银耳等。此外，适当地补充胶原蛋白可以缓解女性阴道干燥的情况，可以多吃一些猪蹄、猪皮等食物，但是也要注意不要吃太多，以免引起肠胃不适。

五、典型病例

患者，女，48岁。

主诉 阴道干涩、疼痛，性生活困难1年余。

现病史 患者于1年多以来，自觉阴道分泌物逐渐明显减少。初时未予重视，后阴道干涩症状愈发显著，进行性生活时疼痛剧烈难忍，严重影响性生活质量，伴腰膝酸软，久站或行走稍久则症状加重。偶有头晕耳鸣，心烦，睡眠质量不佳，入睡困难，多梦易醒。曾自行购买并使用阴道润滑剂，以期缓解阴道干涩及性生活疼痛症状，但症状未见明显改善。现症见神情焦虑，面色潮红，形体消瘦，五心烦热，潮热盗汗，咽干口燥，小便短黄，大便干结。舌质红，少苔，有裂纹，脉细数。

中医诊断 女阴干枯病（肝肾阴虚证）。

西医诊断 女阴干枯症。

治疗

（1）西医治疗：继续予润滑剂。

（2）中药内治法：中药以滋补肝肾、养血润燥为法，方拟一贯煎加减。方中生地黄滋养肝肾阴血，涵养肝木，为君药。沙参、麦冬、当归、枸杞子滋阴养血柔肝，共为臣药。川楝子疏泄肝气，为佐药。全方共奏滋补肝肾、养血润燥之效。具体方药如下：沙参15克，麦冬15克，当归12克，生地黄15克，枸杞子15克，川楝子10克。

附：中药内治法

1. 肝肾阴虚证

临床表现 性欲低下，甚则厌恶畏惧，交合疼痛，阴道干涩，甚则阴道灼痛，心情烦躁，头昏目眩，腰膝酸软，五心烦热，形体消瘦，舌红苔少，脉细数。

治法 滋阴清热，生津润燥。

方药 大补阴丸合二至丸加减。生地黄25克，女贞子、墨旱莲各20克，龟甲15克，制何首乌12克，山茱萸、知母、黄柏、鳖甲各10克。水煎口服，每日1剂。

2. 肝气郁结证

临床表现 喜叹善息，郁郁不乐，胸胁时痛，口苦咽干，性欲减退，不思交合，交合时则阴道干涩不舒，舌红，苔薄黄，脉弦或弦细。

治法 疏肝清热，滋阴生津。

方药 丹栀逍遥散加减。生地黄15克，合欢皮、百合各12克，牡丹皮、焦栀子、白芍、生白术、当归各10克，柴胡、炙甘草各5克。水煎口服，每日1剂。

3. 脾肾阳虚证

临床表现 性欲淡漠，不思房事，偶尔交合，阴道干涩，气短体倦，甚则汗出气喘，面色萎黄，心悸怔忡，形寒肢冷，腰膝酸软，舌淡红，或有齿印，苔薄白。

治法 温补脾肾，益气养血。

方药 归脾汤合二仙汤加减。黄芪25克，菟丝子15克，党参、白术、当归、仙茅、淫羊藿、巴戟天各10克。水煎口服，每日1剂。

第十七章

色素性皮肤病

白癜风

一、临床表现

白癜风是由于皮肤黑色素细胞被破坏，导致皮肤因黑色素缺乏而出现白斑的疾病，是一种比较常见的后天色素性皮肤病，表现为局限性或泛发性皮肤黏膜色素完全脱失。本病由皮肤黑色素细胞的功能消失引起，但机制尚不清楚。白癜风常伴其他自身免疫性疾病，如糖尿病、甲状腺疾病、肾上腺功能不全、硬皮病、特应性皮炎、斑秃等。

（一）发病特点

少部分患者发病有明显的季节性，一般春末夏初病情发展加重，冬季缓解。白癜风可以出现在身体任何部位，尤其好发于暴露、摩擦及皮肤皱褶部位，常出现在面部、颈部、手背、手指、腕部、前臂、腹部及腰骶部等部位，口唇、阴部及肛门黏膜、腋窝、腹股沟等处也可发病。头面部白癜风常见白斑。白斑可以单独出现在一个部位，或广泛分布，也可完全或部分沿某一神经节段单侧发病。

（二）典型表现

白癜风患者通常表现为一片或几片大小不一的白色斑片，斑片中心通常白色显著，而其周围皮肤呈淡白色。如果皮肤下有血管，斑片可能略呈粉红色。斑片可以是圆形、椭圆形、不规则形或线状。典型白癜风患者的白斑为乳白色或瓷白色，白斑境界清楚，边缘色素较正常皮肤增加，白斑内毛发正常或变白。大多数患者无自觉症状，少数患者发病前及发病初期可有湿疹样、体癣样等炎症表现，进展期可有短时瘙痒。

（三）发展进程

白癜风初发时表现为一片或几片色素减退斑，境界不清，然后逐渐扩大为境界清楚的乳白色斑片。在病程进展期，白斑扩大、增多，边缘呈浅白色或灰白色，边界相对模糊，形成三色白癜风；在机械性刺激如压力、摩擦、烧伤、外伤后可继发白癜风（同形反应）。至稳定期，白斑停止发展，呈乳白色或瓷白色，境界清楚，损害边缘色素加深。很难预测有多少部位的皮肤会受到影响，在没有治疗的情况下，白斑可能扩散到很多部位，且大部分患者的病情会在暴晒、疲劳及精神压力下加重。如果不治疗，白色斑块多数情况下将长期存在。

二、病因辨证分析

目前医学界普遍认为白癜风的病因辨证分析存在以下6种学说。

（一）肝肾不足学说

肝脏、肾脏是人体的重要脏器，肝藏血，肾藏精，肝肾本同源。肝脏亏损，会致气血不足，血不化精；肾脏虚损，精气虚弱，精不化血，两者均会引起患者的皮肤脉络发生紊乱。因此，白癜风的发生、发展与肝肾不足密切相关。故肝肾损伤、气血失和与白癜风的发生、发展密切相关，临床应予补肾健脾、温阳化气治疗。

（二）气血两亏学说

白斑是先天肾气不足，或脾胃虚弱，导致营卫虚疏，阴精亏损，加之卫外不固，机体生化营养不足，致邪气侵袭肌腠皮肤，导致白癜风产生。清代王清任认为白癜风是由"风邪相搏于皮肤、皮里"所致，并创制补血益气汤治疗白癜风。气血不足，以温补为主，夯实机体正气，在调整机体虚亏和气血失和的情况下发挥治疗效果。

（三）气血瘀滞学说

历代医家认为白癜风的病因为皮肤破损或跌打损伤等因素造成气血瘀滞、血脉受损。部分患者因情志损伤肝脏，导致气机瘀滞，经脉不通，五脏六腑功能紊乱，气机与气血运行受阻。久病未治，耗伤肝血肾精，气血虚弱，不能滋养皮肤，皮肤失去养分，形成白斑。通过补气活血之药行温补之法，可促进白斑消失。

（四）气血失和学说

气血失和学说首选考虑以本虚为主，即正气内存，邪不可干，若邪之所凑，其气必虚。白癜风可发生于任何年龄，尤其是近年来生活压力增加、过度劳累、饮食不节、起居无常、伤精耗气，加之不良心理情绪影响，情志不舒，使气血运行失衡，气机紊乱，外邪更容易侵袭患者，阻滞患者经脉运行，导致肌肤病变，形成白斑。由此，外邪在白癜风的发病中起着重要的作用，在机体气血瘀阻、经络不通的基础上，更易导致肌肤病变。

（五）风湿致病学说

春季主风，夏季主湿，风湿之气容易侵入患者肌肤，使肌肤气血失调，肌肤经脉不通、紊乱。久病不愈会导致肌肤失去养分，气血失和，发生白斑。故白癜风在春季和夏季具有较高的发病率，或病情会加重。

（六）寒邪致病学说

虚寒之体，或外感寒邪，或食寒饮凉，导致寒气太盛，阳气亏损严重，导致脾阳虚损，失去温煦作用；气血津液难以运行至全身，导致皮肤失去滋养，皮肤出现白斑；或脾阳虚弱，累积及肾，肾为阳气之根本，阳气不足，亦会导致皮肤出现白斑。

三、辨证治疗

（一）梅花针叩刺法

取穴 主穴为阿是穴（白斑）。

操作 患处皮肤常规消毒后，用一次性梅花针在白斑处轻轻叩刺，以皮肤微渗血为度。每日1次，7~10次为1个疗程。

方解 梅花针治疗具有活血通络、刺激穴位、扶正祛邪的功效。

（二）火针疗法

取穴 在白斑处施术。

操作 在对皮肤进行常规消毒后，点燃酒精灯，右手持1寸毫针，以酒精灯加热针体，直至针尖烧至红白，迅速浅刺、轻刺白斑区，深度为0.3厘米，且治疗后1日不可沾水，需使用碘伏消毒。

方解 火针能刺激皮损局部，具有温经散寒、活血化瘀、软坚散结、清热解毒、升阳举陷、扶正祛邪、防治疾病的作用。火针有一定的热性刺激，具有针和灸的双重作用，即温热作用。通过火针刺激腧穴及患病局部，可达到以下目的：①增加人体阳气，激发经气，调节脏腑机能，使经络通，气血行，湿滞化，扶助人体正气，从而扶正祛邪。②刺激局部，疏通经络，调和气血，促进局部气血通畅，扩张毛细血管，促进血液循环，激发酪氨酸酶活力，促进黑色素生成，从而达到有效治疗白癜风的目的。因此，火针疗法被广泛应用于白癜风的治疗中。

（三）艾灸疗法

取穴 皮损局部，常与毫针刺法配合应用。

操作 将艾条点燃后对准白斑处，艾条与病灶之间保持一定的距离，以患者能忍耐为宜，每周1次，10次为1个疗程。

方解 艾灸疗法有温经通络、升阳举陷、行气活血、祛寒逐湿、消肿散结、回阳救逆等功效，适应于静止期白斑。

（四）穴位埋线疗法

取穴　主穴：侠白穴、曲池穴、阳陵泉穴。配穴：膈俞穴、脾俞穴、肺俞穴、阴陵泉穴、丰隆穴。

操作　用3-0号医用羊肠线，将线体埋置在相应的穴位。15～30日1次，3个月为1个疗程。

方解　穴位埋线能疏通经络、调补阴阳，将医用羊肠线埋入相应脏腑腧穴，利用线体对腧穴的持久刺激作用，能调整机体内环境，调动体内所有积极因素协同抵抗疾病，从而达到平衡阴阳、调和气血、调整脏腑以及扶正祛邪的作用。白癜风是一种顽固性皮肤病，治疗所需疗程长。埋线疗法将医用羊肠线植入穴位，可起到一次操作、长时间（2个月左右）刺激的作用。减少频繁治疗对患者工作、学习、生活的影响。

（五）穴位注射疗法

取穴　侠白穴、足三里穴、曲池穴。

操作　常用复方丹参注射液2毫升，注射上述穴位，每周1～2次，10次为1个疗程。疗程间休息1周。再行下一个疗程。

方解　将药物通过穴位或皮损局部注射治疗，可实现穴位刺激和药物治疗相结合的目的，充分体现中医特色治疗与现代医学治疗手段的有效结合，不仅操作简单，而且治疗效果确定。

（六）拔罐疗法

取穴　在白斑处施术。

操作　使用特制器具如玻璃火罐，利用燃烧等方式排除罐内空气形成负压，并使罐吸附于体表，造成局部瘀血，每周1～2次。

方解　中医认为，白癜风多由气血不和、气滞血瘀所致，而拔罐疗法能够改善局部血液循环，温散风邪与调整局部气机，从而达到治病的目的。现代医学认为，拔罐的良性刺激调节了神经系统的功能，提高了痛阈，同时直接改善局部的内环境,加速全身血液循环和淋巴循环,促进新陈代谢。

(七)刮痧疗法

取穴 在白斑处施术。

操作 通过特制的刮痧器具和相应的手法,蘸取一定的介质,在体表进行反复刮动、摩擦,使皮肤局部出现红色粟粒状或暗红色出血点等"出痧"变化,从而达到活血透痧的作用。

方解 刮痧可以扩张毛细血管,增加汗腺分泌,促进血液循环。刮痧疗法在临床上被用于治疗完全型顽固性白癜风,完全型顽固性白癜风一般病程长久,白斑处皮肤增厚,外涂药物也较难渗透。用刮痧疗法治疗,可改善白斑局部的血液循环,使白斑处增厚的皮肤变薄或变柔软,黑色素也可获得再生。

(八)中药熏洗疗法

该方法操作简单,且无创伤,可依据患者的临床体征和症状,辨证论治、随证加减。有研究显示,白芷酊(由白芷和体积分数为75%的乙醇组成)外用涂搽于白斑处治疗3个月,结果显示患者白斑损伤缩小,瘙痒、疼痛症状显著减轻。中药外洗不仅操作简单,成本低,而且可获得较显著的效果,临床可作为辅助治疗手段应用。

(九)中药热敷疗法

该方法是中医外治疗法中常用的方法,可发挥去肿止痛、舒筋活络、温经散寒的功效。热敷药物可吸收性好,贴于患处或相应脏腑穴位,有利于热刺激促进药物渗透至皮肤。临床中药热敷药物有补骨脂、当归、红花等。

(十)中药外敷疗法

中药外敷常用药物有酊剂、膏剂、散剂等,是治疗白癜风的中药主要外用方法。中药酊剂是将药物浸泡在乙醇溶液中,然后提取上层清液,直接涂抹于患处。中药膏剂通常是将各类药物与油类基质混合加工而成，具有油润、轻柔的特点。中药外敷治疗白癜风，给药途径有利于药物吸收，可实现局部药物较高的有效浓度，且操作简单，有利于临床推广，临床可将其作为辅助治疗手段加以利用。

复方首乌酊　将何首乌30克，女贞子、黄芪、白蒺藜、补骨脂、白芷各20克，红花、细辛各10克研细，浸泡于体积分数为75%的乙醇中，1周后过滤，取其浸出液外用。用药方法：在皮损部位边搽边按摩，每日2次，每次持续3分钟，然后进行适当日晒或用长波紫外线照射。3个月为1个疗程。

消白酊　将补骨脂、骨碎补等打成粗粉，用体积分数为75%的乙醇100毫升常温下密闭浸泡2周后，滤过除渣，取液。用时外涂患处，每日2次，涂药后照射太阳1~2分钟。

验方一　补骨脂30克，女贞子、黄芪、白芷、白蒺藜、当归各20克，红花、川芎、细辛各10克，研成细末并浸泡于体积分数为75%的乙醇500毫升中1周，随后取其浸出液外用。每日2次。

验方二　赤芍、川芎、菟丝子、白蒺藜、补骨脂各10克，用体积分数为75%的乙醇100毫升室温下密闭浸泡2周，并不时振荡，滤过除渣，后用提取液外搽。

复方补骨脂酊　用补骨脂、白蒺藜各50克，薄荷10克，置白酒中浸泡7日，过滤后，外涂白斑处。每日2次，3个月为1个疗程。

抗白灵霜　组方以补骨脂、白芷为主，甘草、乌梅、粉防己碱为辅，外涂患处，每日3次，1个月为1个疗程，用药4个疗程。

陀硫粉　密陀僧120克，硫黄、雄黄各30克，冰片3克，轻粉15克，研细，过120目筛。取鲜姜1块，切成斜面，断面蘸药粉，使劲反复涂搽患处，至局部有灼热感为度。每日2次，7日为1个疗程。

四、白癜风的调护

白癜风全身症状大多不明显，患者往往在发病初期不予重视，迁延日久才不得已就医，但是研究表明，病程越短，治疗效果越好，因此，早发现、早治疗对提高本病的治疗效果有很大的帮助。

由于机体整体功能的恢复及局部皮肤的代谢需要较长时间，所以白癜风治疗起效慢，疗程在3个月到半年之间，治疗应长期坚持，如果有效可以连续治疗几个疗程。治疗前应详细告知患者，争取患者的配合。

白癜风影响容貌，给患者造成巨大的心理和精神压力，如果情感长期处于压抑状态，就会造成机体生理功能紊乱而导致疾病的发生、发展，影响白癜风的治疗效果。因此，治疗时要配合心理疏导，使患者排除忧虑，正确认识自己的疾病，保持心情舒畅，树立战胜疾病的信心。

白癜风患者平时应劳逸结合，注意参加体育锻炼，运动不仅能锻炼身体，增强体质，还可以调节情绪，使人心情愉快，有利于疾病的治疗。白癜风是一种顽固性皮肤病，治疗受诸多因素的影响，在治疗过程中病情可能会发生变化，所以应根据实际情况，辨证论治，随症加减，做到同病异治，提高治疗效果。

本病病程日久，易反复发作，临床应坚持辨证施治，内外治配合，终可获效。对于个别患者涂药日晒后出现红肿、水疱、灼痒等情况，应暂停用药，并嘱患者少吃含维生素C的蔬菜、水果，多吃豆类食品。

五、典型病例

患者，男，62岁。

主诉 面部、手部皮肤出现白斑3年。

现病史 患者于3年前无明显诱因发现面部及手部皮肤开始出现白斑。初起白斑面积较小，仅为点状或片状分布于局部，后白斑面积逐渐呈进行性扩大，数量增多，边界清晰。无明显的瘙痒感、疼痛等不适症状。患者曾先后前往多家医院就诊，考虑为白癜风。予卤米松乳膏、他克莫司软膏等外涂。患者遵医嘱按时用药，然而治疗效果并不理想，白斑仍继续扩散，病情未见明显好转。现症见精神稍显焦虑，纳食尚可，睡眠一般，二便正常。舌质淡，苔白，有齿痕，脉细弱。

中医诊断 白癜风（气血失和、肝肾不足证）。

西医诊断 白癜风。

治疗

（1）西医治疗：继续外用卤米松乳膏、他克莫司软膏等药物。

（2）中药内治法：中药以调和气血、补益肝肾为法，方拟逍遥散合六味地黄丸加减，方中熟地黄、山茱萸、山药滋补肝肾，为君药。茯苓、泽泻利水渗湿，牡丹皮清泻肝火，共为臣药。柴胡、白芍、当归、白术疏肝健脾，养血调经，共为佐药。全方共奏调和气血、补益肝肾之效。具体方药如下：柴胡10克，白芍12克，当归12，白术12克，茯苓12克，熟地黄15克，山茱萸12克，山药12克，牡丹皮10克，泽泻10克。

附：中药内治法

1. 肝郁气滞证

临床表现 白斑无固定好发部位，色泽时暗时明，皮损发展较慢，常随情绪变化而加剧，多见于女性。常伴有胸胁胀满、性急易怒、月经不调、乳中结块等症，舌质暗，苔薄，脉多弦细。

治法 疏肝理气，活血通络。

方药 逍遥散合四物汤加减。熟地黄20克，柴胡、茯苓、白术、香附各15克，郁金、当归、川芎、白芍、白蒺藜、防风、佛手各10克，薄荷6克。水煎口服，每日1剂。

加减 发于头面者，加蔓荆子、菊花各10克。发于下肢者，加木瓜、牛膝各15克；心烦易怒者，加牡丹皮、栀子各15克；月经不调者，加益母草10克。

2. 肝肾不足证

临床表现 白斑边界清楚，脱色明显，脱色斑内毛发多变白，皮损局限或泛发。病程长或有遗传倾向，疗效差。伴有头昏耳鸣、腰膝酸软等症，舌质淡或红，苔少，脉细弱。

治法 滋补肝肾，养阴通络。

方药 六味地黄丸加减。熟地黄30克，山茱萸、山药各20克，茯苓、牡丹皮、泽泻、枸杞子各15克，何首乌、丝瓜络、仙茅、淫羊藿各10克。

水煎口服，每日1剂。

加减 肝肾阴亏较重者，加女贞子、桑椹、墨旱莲各10克；偏肾阳虚者，加补骨脂、菟丝子、沙苑子各15克。

3. 气血瘀滞证

临床表现 大小不等的斑点或片状，边缘清楚、光滑，皮损局限或泛发，或发于外伤后的部位，病史缠绵。伴有肢体困重而痛，疗效较差，舌质紫暗，或有瘀点、瘀斑，脉涩。

治法 活血化瘀，通经活络。

方药 桃红四物汤加减。桃仁、红花、当归、川芎各15克，赤芍、丹参、地龙各12克，丝瓜络、路路通、鸡血藤、乳香、没药、苏木、白芷各10克。水煎口服，每日1剂。

加减 发于下肢者，加独活、牛膝各15克；病久者，加苏木、白蒺藜、补骨脂各10克。

4. 气血两虚证

临床表现 白斑浅淡，肌肤不荣，病程日久，进展缓慢，伴有神疲乏力、少气懒言、唇舌爪甲淡白等症，舌质淡，苔薄白，脉沉细而涩。

治法 补气养血，和血通络。

方药 八珍汤加减。黄芪30克，丹参12克，党参、茯苓、白术各15克，当归、川芎、白芍、何首乌各10克。水煎口服，每日1剂。

加减 纳差者，加焦三仙各10克；外感风邪者，加防风15克。

第十八章

溃疡性皮肤病

褥疮

一、临床表现

褥疮又称压力性溃疡、压疮,是由于局部组织长期受压,发生持续缺血、缺氧、营养不良而致组织溃烂坏死。褥疮本身不是原发性疾病,大多是由于卧床患者未经良好护理而造成,在康复治疗、护理中是一个普通的问题。褥疮会带来一系列危害,增加患者痛苦、加重基础病情、延长病程,甚至可引起败血症而危及生命。临床上多见于昏迷、瘫痪、骨折、大面积烧伤等久病卧床患者。

(一)易发部位

本病多发生于无肌肉包裹或肌肉层较薄、缺乏脂肪组织保护又经常受压的骨隆突处。

(1)仰卧位好发于枕骨粗隆、肩胛部、肘、脊椎体隆突处、骶尾部、足跟。

(2)侧卧位好发于耳部、肩峰、肘部、肋骨、髋部,膝关节的内外侧及内外踝。

(3)俯卧位好发于耳部、颊部、肩部、女性乳房、男性生殖器、髂嵴、膝部、脚趾。

（二）临床分期

美国全国褥疮顾问小组2007年最新分类如下。

（1）可疑的深部组织损伤，皮下软组织受到压力或剪切力的损害，局部皮肤完整但可出现颜色改变，如紫色或褐红色，或导致充血的水疱。与周围组织比较，这些受损区域的软组织可能有疼痛、硬块、有黏糊状的渗出、潮湿、发热或冰冷。

（2）第一期褥疮——瘀血红润期："红、肿、热、痛或麻木，持续30分钟不褪"，在骨隆突处的皮肤完整伴有压之不褪色的局限性红斑。深色皮肤可能无明显的苍白改变，但其颜色可能与周围组织不同。

（3）第二期褥疮——炎性浸润期："紫红、硬结、疼痛、水疱"，真皮部分缺失，表现为一个较浅的开放性溃疡，伴有粉红色的伤口床（创面），无腐肉，也可能表现为一个完整的或破裂的血清性水疱。

（4）第三期褥疮——浅度溃疡期：表皮破损、溃疡形成。典型特征：全层皮肤组织缺失，可见皮下脂肪暴露，但骨头、肌腱、肌肉未外露，有腐肉存在，但组织缺失的深度不明确，可能包含潜行和隧道。

（5）第四期褥疮——坏死溃疡期：侵入真皮下层、肌肉层、骨面，感染扩展。典型特征：全层组织缺失，伴有骨头、肌腱或肌肉外露，伤口的某些部位有腐肉或焦痂，常常有潜行或隧道。

（6）无法分期的褥疮典型特征：全层组织缺失，溃疡底部有腐肉覆盖（黄色、黄褐色、灰色、绿色或褐色），或者伤口床有焦痂附着（碳色、褐色或黑色）。

二、病因辨证分析

中医学称褥疮为"席疮"，因久着床褥生疮而命名。《外科启玄·溃疡虚实论》指出："席疮乃久病养床之人揉擦摩破而成。"祖国医学认为褥疮往往发生于久病体虚、年老体弱者。气血已亏，长久卧床且不能翻身，以致局部气血运行受阻，经络不通，肌肉、皮肤、筋脉失于温煦濡养,复因揉擦磨破染毒造成肌肤腐烂。这说明褥疮多因气血虚弱、气滞血瘀所致,久病卧床,受压部位气滞血瘀,血脉不通,经络阻隔,气血亏损,毒邪内侵,肌肉筋骨失养则溃腐成疮,缠绵难愈。复因受压的部位气血失于流通,不能营养肌肤,引起局部坏死而成。若再因揉擦磨破染毒,热盛肉腐,则会加重病情。

三、辨证治疗

(一) 艾灸疗法

取穴 阿是穴(皮损局部)。

操作 局部清创后,将艾条点燃后对准患处,距皮肤2~3厘米处行灸,使患处有温热感而无灼痛为宜。一般每处灸5~7分钟,每日1~2次,灸后疮面用消毒敷料包扎。

方解 促进皮损局部血液循环,加快伤口愈合。

(二) 中药外敷疗法

验方一 卷柏、地榆、明矾三味中药按1∶2∶1比例研成粉末,将细末药粉高温消毒后存于阴凉干燥处备用。治疗时,先用生理盐水及0.1%新洁尔灭清洗消毒疮面,再用备好的药粉均匀涂撒,然后用无菌纱布覆盖固定,每24小时换药1次。

祛腐生肌灵 轻粉、血竭各20克,煅石膏60克,龙骨40克,冰片9克,共研细末。先用无菌干棉球擦净疮口分泌物,再将祛腐生肌灵随症加味均匀撒于疮面上,包扎固定。每日换药1次,1个月为1个疗程。

生肌膏 将当归15克,五倍子、白及、甘草各10克,浸泡于500毫升香油中3~5日,文火煎枯,过滤去渣,再熬至滴水成珠,加入猪胆汁2滴,煎3~5分钟后融入黄蜡60克而成,先用无菌干棉球擦净疮口分泌物,再将生肌膏外贴于疮面上,包扎固定。每日换药1次,1个月为1个疗程。

溃疡速愈散 麝香10克,儿茶、玳瑁、乳香、赤石脂各30克,冰片20克,青黛50克,共研细末制成。先用新洁尔灭消毒溃疡面,再将溃疡速愈散均匀撒入。每日或隔日换药1次。

紫草油 紫草200克，加水300毫升，煎取液100毫升，再加麻油10毫升制成紫草油。治疗时，先对褥疮部位进行外科消毒，外涂紫草油，再外敷云南白药粉，每日2~3次。

褥疮膏 用乳香、没药、红花、苍术、黄连各20克，黄柏、苦参各30克，共粉碎过100目筛，再与呋喃西林粉100克混合均匀，使用时根据创面大小，取适量药粉，以2%龙胆紫调成糊状，均匀敷盖于创面，外用敷料固定。用药后创面干燥结痂者无须换药；若仍有渗出液，可每日或2~3日换药1次。

化腐生肌膏 当归、生大黄各80克，紫草、白芷各40克，血竭、甘草各30克，黄连、乳香各20克，三七粉15克，猪油1 000克，制成化腐生肌膏。局部溃疡表浅者用生理盐水清洁疮面，将药膏摊于消毒纱布上敷贴；溃烂较深，脓汁稠厚，腐烂较多者，换药时用体积分数为3%的过氧化氢溶液清洁疮面，剪除坏死组织。

验方二 干姜粉10克，生姜自然汁40毫升（均高压灭菌），新鲜蛋清60毫升，生理盐水400毫升，和好搅匀，用纱布敷料浸泡于药液中，取出后敷于疮面，每隔2~4小时换药1次，或连续湿敷褥疮脓多者，则先扩创清除腐败组织后再敷药。

验方三 溃疡面积小而表浅者，先用过氧化氢溶液或生理盐水清洗疮面，待干，取蜂蜜适量外涂，外用敷料固定，每日更换1次；溃疡面积大、长久不愈，深达肌层者，先用毛白杨树叶煎汁冲洗或湿敷，后取适量蜂蜜加入云南白药0.5~2克，调成糊状后外涂创面或填入伤口，用无菌纱布覆盖固定，隔日换药1次，至痊愈为止。

四、注意事项

（一）保持皮肤清洁干燥

褥疮容易在潮湿和不洁的环境下发生，因此保持皮肤清洁干燥是预防褥疮的重要措施之一。应每日使用温水和温和的肥皂清洗皮肤，然后轻轻擦干，避免使用刺激性的清洁剂或过度摩擦皮肤。对于瘙痒或皮肤过敏的患者，可以使用保湿霜或抗过敏药物来缓解症状。

（二）定期翻身换姿势

长期卧床不动的患者容易发生褥疮，因此定期翻身换姿势可以减少压力和摩擦，促进血液循环。建议每隔2小时左右，将患者的身体从一侧翻到另一侧，或者改变患者的坐姿。同时，使用护理垫或护理垫片来减少皮肤与床面的摩擦，并保持皮肤干燥。

（三）使用合适的床垫和护理用品

选择合适的床垫和护理用品可以有效降低发生褥疮的风险。床垫应该有良好的支撑性和压力分散功能，避免使用过硬或过软的床垫。护理用品如护理垫、护理褥垫等应该具有透气性、吸湿性和柔软性，以减少对皮肤的摩擦和压力，并保持皮肤干燥。

除上述注意事项外，还需要定期检查皮肤状况，及时处理皮肤损伤和红肿，避免使用热水袋或电热毯等物品，避免长时间使用坐垫或枕头，避免穿紧身衣物或鞋子。在预防褥疮方面，还需要根据每位患者的具体情况制订个性化的护理计划，并定期评估计划的有效性。此外，保持良好的营养和适度的运动也有助于预防褥疮的发生。

五、典型病例

患者，男，66岁。

主诉 因长期卧床，左侧尾骨部位皮损1个月。

现病史 该患者有脑栓塞病史5年余，左侧肢体运动障碍，长期卧床，生活不能自理。近半个月，左侧尾骨部位皮肤发红，逐渐出现皮损。纳眠可，大小便不能自理。舌质淡，苔白厚腻，脉沉细。

专科查体 左侧尾骨部位有1个2厘米×2厘米的皮损，皮损外周发红，边界清楚。

中医诊断 席疮。

西医诊断 褥疮。

治疗

中药外敷疗法与针灸疗法结合。

（1）中药外敷疗法。用3%过氧化氢溶液清洗褥疮伤口后，用紫草油外敷。

（2）针灸疗法。①毫针刺法：病灶局部向心围刺，每日1次，施予补法。②温灸，病灶局部施灸。每日2次，每次10～15分钟。

经针灸治疗3周后，该患者痊愈。

附：中药内治法

1. 气滞血瘀证

临床表现 皮肤发红或紫暗，迅速形成黑色腐肉，出现局限性浅表性溃疡，继之发展至全层皮肤及皮下，疼痛难忍。伴有心烦易怒、两胁胀满、口苦咽干等症。舌苔薄白，脉弦滑。

治法 疏肝解郁，行气活血。

方药 丹栀逍遥散加减。白芍30克，茯苓15克，当归、白术、牡丹皮各12克，柴胡、焦栀子、生姜各10克，甘草、薄荷各6克。水煎口服，每日1剂。

2. 蕴毒糜烂证

临床表现 溃疡周围皮肤红肿，溃腐脓臭，糜烂，溃疡日渐增大，肿势蔓延。伴发热、口干口渴等症。舌质红，舌苔黄腻，脉滑数。

治法 清热解毒，凉血消肿。

方药 普济消毒饮加减。金银花、连翘、板蓝根、苦桔梗、玄参各30克，牛蒡子18克，僵蚕、甘草各15克，马勃12克，荆芥、薄荷各9克。水煎口服，每日1剂。

3. 气血两虚证

临床表现 溃后脓液稀，淋漓不尽，身体日渐消瘦。面色无华，形体畏寒，伴有心悸、畏寒、自汗等症。舌质淡红，舌苔薄白，脉细或虚大。

治法 扶正补虚，调补气血。

方药 人参养营汤加减。白芍药90克，当归、陈皮、黄芪、桂心、人参、白术、甘草各30克，熟地黄、五味子、茯苓各20克，远志15克。水煎口服，每日1剂。

第十九章

脱发类疾病

老年人脱发的原因有很多。有由疾病引起的，如脂溢性湿疹、肿瘤患者放化疗，还有由遗传因素引起的，厌食、偏食的老年人由于缺乏蛋白质、B族维生素、维生素C以及缺钙也会导致脱发，还有的老年人脱发是由于长期失眠、心理压力大、情绪紧张、焦虑、抑郁所导致。本章节主要论述脂溢性脱发、肿瘤化疗后脱发以及斑秃的中医诊疗。

第一节 脂溢性脱发

一、临床表现

脂溢性脱发，中医称之为"发蛀脱发""蛀发癣"等，相当于西医所称的"雄激素性脱发"，主要表现为青春期后头额部、颞部、顶部进展缓慢的脱发，以皮肤油腻、头发脱落伴有头皮瘙痒三大症状为主要特征，是皮肤科常见的难治性疾病之一。早期表现为两侧鬓角至前额发际处不同程度的脱发，甚至形成"高额"，前发际线呈"M"形，随着病情发展，头顶部头发呈弥漫性脱落，晚期发展至仅枕部及两侧颞部保留少许头发，脱落区皮肤光滑无萎缩，可伴有油腻、瘙痒、脱屑等症状。本病病因不明，西医认为多与遗传、雄激素水平上升、局部炎症反应等有关。目前西药多以口服或外用特定抑制激素、酶类的药物治疗为主，虽有一定疗效，但难以根治，且伴有较明显的不良反应，手术治疗因其疗效持久性、人群适用性及费用等问题也未能普及。中医临床辨证论治强调整体调理，在治疗脂溢性脱发及预防其复发方面具有独特优势。

二、病因辨证分析

国医大师禤国维（以下简称禤老）在精心研读古籍的同时，结合长期的临床实践，以及所处岭南之地的气候环境，认为该病的主要病因为肾中阴阳平衡失调，肾阴亏虚，加之湿热毒邪内蕴，上蒸头部所致，或病程日久，肾气推动不力，久则瘀阻毛窍。

《素问·五脏生成论》云："发为肾精之外候，精血充足则发浓密而光泽。"精血为阴，阴不足，则阳盛，肾中阴阳失衡。肾中阴阳平衡，气血充沛，毛发才能得到充分的营养，故头发的枯泽、稀疏取决于肾中阴阳是否平衡。导致肾中阴阳失衡的原因主要有先天禀赋不足和后天劳损过度。先天禀赋不足的患者发病年龄较早，其家族多有脱发病史，少年白头、斑秃等都属于这一范畴。后天劳损过度主要是由于现代社会的生活压力过大，情志抑郁得不到释放，熬夜成为常态，身体没有得到充分的休息，久病及肾，致使肾阴亏虚、相火过旺，终致阴阳失衡。

此外，此病缠绵难愈，若六淫之邪侵袭人体久留不去，往往郁而化热，加之岭南地区气候湿热，易感受风热、湿热之邪，加之饮食偏于肥甘，湿热之邪久蕴人体，久而成毒，故禤老认为湿热毒邪是脂溢性脱发的关键因素。肾中阴阳失衡为本，湿热毒邪上蒸头部为标，这与《黄帝内经》所述是一脉相承的。

《灵枢·营卫生会》曰："人受气于谷，谷入于胃，以传与肺，五脏六腑，皆以受气，其清者为营，浊者为卫，营在脉中，卫在脉外，营周不休，五十度而复大会，阴阳相贯，如环无端。"肌肤为人体抵御外邪的屏障，所赖卫气固护、营气濡润，二者维护阴阳平衡方可维持肌肤功能正常，若因外感六淫、七情内伤及饮食劳倦等致病因素破坏平衡，则可发为各种皮肤疾病；"阴"多为血，"阳"多为气，若六淫之邪侵袭人体久留不去，则气血运行不畅，致病中"瘀"。王清任言"诸病之因，皆由瘀血"，并指出"人皆知百病生于气，而不知血为百病之始也"。

总而言之，辨证分析以肾中阴阳失衡为本，湿热毒邪上蒸头部为标，夹杂血瘀。湿热、瘀血堵塞脉络，导致毛发失去濡养，代谢废物无法排泄，从而瘀毒留滞导致发根不固而形成脱发；气机被遏，影响了津液与气血的正常转化，湿毒溢出脉外导致皮肤油腻；"血瘀生风""风盛则痒"则见头皮瘙痒。

三、辨证治疗

众所周知脂溢性脱发缠绵难治，因其病症特点影响外观，故极易影响患者的心理情绪，情志抑郁与病症相互影响，导致其病程漫长，涉及心理因素而不易治疗；在漫长的病程中，气血运行不畅、脏腑功能失调，必然导致瘀血产生，清代傅山言："久病不用活血化瘀，何除年深坚固之沉疾，破日久闭结之瘀滞。"禤老在临床治疗时讲究内外配合，针灸善于攻伐，点刺、火攻局部以去除瘀血，诱导新血再生，中药补气活血、调阴助阳相互配合，一攻一补、一刚一柔、一阴一阳，使瘀血清而新血生发有源，打破病灶处固有的病理平衡后，快速建立新的生理平衡。

（一）内治疗法

脂溢性脱发应抓住阴阳平衡失调、气血运行失衡、内生瘀血进行辨证分析；临床中常从气虚、阴虚、湿热、肝郁4个方面论治瘀血导致脂溢性脱发的机制；针对脂溢性脱发的治疗，禤老常以自拟禤氏生发汤灵活加减，主药材包括：生地黄20克，松针15克，侧柏叶15克，蒲公英20克，丹参20克（后下），赤芍15克，甘草5克。

1. **气虚血瘀证**

临床表现 头皮脱发可表现为干爽性，油腻、瘙痒不明显，脱发区颜色总体偏淡暗无光泽，少气、四肢乏力、精神不振、纳食欠佳，舌淡暗，脉弱。

辨证分析 患者多由于熬夜劳累加之饮食作息不规律，或体质素虚、年老脏腑机能减退等因素，形成先天元气亏虚、后天中气不足的病理状态，血行不畅而致瘀。

治法 补气益气，活血行血。

方药 禤氏生发汤加黄芪30克、白术15克以益气固表、培土补中，加当归12克、红景天20克以补气行血。

2. 阴虚血瘀证

临床表现 头皮干燥脱屑明显，伴瘙痒，可伴发前额面部、枕部、项背部疔疮，平素易咽干咽痛，舌质暗红少苔，脉细或细数。

辨证分析 患者多因熬夜劳累、房事不节、杂病日久，或因五志过极、过服温燥之品等使阴液暗耗，血液失去津液的补充，黏稠不利所致。

治法 滋阴调血，祛瘀止痒。

方药 禤氏生发汤加女贞子30克、墨旱莲20克、桑椹20克以滋阴清热。

加减 瘙痒较重者，加白蒺藜20克并重用蒲公英30克以祛风止痒；阴虚阳亢夜不能寐者，以煅牡蛎20～30克潜阳、酸枣仁20克安神助眠；伴阳虚畏寒、二便不利者，加牛膝30克、山药20克以培补元阳。

3. 湿热血瘀证

临床表现 头皮油腻、瘙痒，易发疔疮，常伴睡眠障碍，舌质红偏暗，苔黄，脉偏滑数。

辨证分析 此类患者较为常见，以青壮年为多，多因作息不规律、过食辛辣油腻物、饮酒吸烟过多所致。岭南之地气候炎热而潮湿，风热、湿热之邪多发，加之饮食偏嗜，湿热之邪久蕴人体。

治法 清热祛湿，行血活血。

方药 禤氏生发汤加土茯苓15克、布渣叶15克、金银花10克以清热利湿祛浊，配紫草10～15克以凉血行血。

加减 风痒较重者，加白蒺藜20克，并重用蒲公英30克。

4. 肝郁血瘀证

临床表现 头发脱落伴有头皮痛，头皮紧绷，情绪波动大，或抑郁，或易怒，每遇到重大事件而脱发加重，或伴有胸胁、乳房胀痛，痞闷不适，喜叹息，或见肌肤甲错，舌质暗淡，或有瘀斑、瘀点，苔薄，脉弦或脉细涩。

辨证分析 此类患者以女性为多见，特别是由于情志内伤，气机郁滞，血行不畅，易致脾胃运化失司，或伴痰浊内生而气滞血瘀痰凝形成脱发。

治法 疏肝理气，化痰祛瘀。

方药 禤氏生发汤加柴胡15克、郁金15克、法半夏15克以理气活血化痰祛瘀，加"血中之气药"川芎20克以疏风行血，加薄树芝15克以安神定志，扶正培本。

禤老临床治疗脂溢性脱发时常用松针、蒲公英、侧柏叶、丹参、薄树芝等，现代药理学研究也发现这类药物均含有刺激毛囊生长、拮抗雄激素、调节免疫的内生因子，并且具有明显的抗细菌、抗真菌及抗炎、保护皮肤的作用，能有效改善头皮微环境。

（二）外治疗法

1. 针刺

禤老常用穴位：焦氏头针的血管舒缩区、曲池穴、神门穴、内关穴、合谷穴、血海穴、足三里穴、三阴交穴、太冲穴等穴位。操作：平卧位，常规毫针，手法为捻转平补平泻，留针30分钟，平均每周3次。禤老认为，脂溢性脱发是复杂多系统功能紊乱的疾病，与心理、生理因素及生活习惯等有着莫大的关系，其中头针血管舒缩区可以帮助患者放松头部血管，调整精神紧张的状态，改善失眠及情志异常患者的焦虑，其余穴位则为临床中调气调血的常用穴，如曲池穴既可调理神志，又是治疗皮肤疾患的常用穴。此法适用于各证型患者。

2. 耳针疗法

耳尖、额、顶放血数滴，之后用32号0.5寸毫针刺入神门、交感、心、肝、肺、内分泌、肾上腺、皮质下，并留针10分钟，每2日1次，双耳交替进行。禤老指出脱发患者大多心情抑郁烦躁，并有长期睡眠障碍，长期精神压力过大则导致内分泌失调、免疫力下降，就会加速头发的脱落及局部毛囊的坏死；然而中医耳针擅长调节内分泌及精神类疾病，故皮肤科脱发患者可普遍适用。临床医生在治疗脱发等容易造成患者心理压力的疾病时，应适当加强中医耳针的运用，往往取得较好临床疗效。此法适用于气虚、肝郁血瘀证型患者。

3. 梅花针

方法：梅花针局部叩刺+循经叩刺。

（1）局部叩刺：梅花针轻轻叩击脱发区域，叩刺力度要求均匀，以叩击部位潮红为度，脱发部位平均叩刺约3分钟，每日或隔日1次。叩刺完毕叮嘱患者局部皮肤保持干燥24小时，叩刺完毕第2日可洗头，对于头皮油腻、瘙痒不重的患者，禤老不建议洗头过于频繁，可2～3日洗1次。

（2）循经叩刺：气虚血瘀、肝郁血瘀患者叩刺下肢小腿内侧面阴经，从脚踝至腘窝，均采用弱刺激，以皮肤轻微潮红为度。以激发阴经气血，使经络得通可上荣于头面。阴虚、湿热、血瘀患者叩刺下肢小腿外侧面阳经，从上至下（犊鼻穴至悬钟穴），叩刺力度稍大，以耐受为度，叩之以促进气血运行，达到利湿行气、泻热疏风的作用，每日叩刺1次，左右下肢交替进行，平均每日叩刺3～5分钟。此法操作安全简便，患者可在家中自行治疗，既节省了医疗时间又为自身提供了方便，禤老指出未脱发区也可轻轻叩击，可疏通头皮血液循环，加快局部代谢，预防脱发。梅花针叩刺适用于各证型患者。

四、典型病例

患者，男，形体偏瘦。

主诉 脱发伴头皮油腻、瘙痒半个月。

现病史 患者于近半个月前发现头发较前逐渐变稀，拔之易脱落，前额顶部明显，发际线上移，伴有头皮油腻、瘙痒、心烦、眠差。患者自述最近1个月压力较大，熬夜晚睡。现症见：头皮油腻、瘙痒，头皮屑较前减少，额角、额顶部头发变细、易脱落，每日洗头见脱落碎发数十根，伴口干、心烦、眠差,二便尚可。舌质红偏暗,苔薄质干,脉细数、微弦。

中医诊断 发蛀脱发(阴虚血瘀型)。

西医诊断 脂溢性脱发。

治法 滋阴清热,活血化瘀。

治疗

(1)针灸:自血疗法+梅花针叩刺(自血疗法:双侧三阴交穴;梅花针叩刺:局部配合下肢三阴经叩刺)。

(2)方药:生地黄20克,松针15克,侧柏叶15克,蒲公英20克,白蒺藜15克,丹参20克(后下),赤芍15克,女贞子30克,墨旱莲20克,桑椹20克,煅牡蛎20克(先煎),酸枣仁20克,甘草5克。7剂,每日1剂,水煎,早晚分服。

二诊 脱发及头油分泌较前减少,瘙痒减轻,口干、心烦及睡眠改善,舌苔黄腻现象明显好转,以叩刺部位瘙痒减轻最为明显,偶见毫毛长出;后头部未叩刺部位仍稍有瘙痒,嘱其可适当叩刺后头部及其他瘙痒部位。禤老认为此时前法已见效,因头油、头痒症状已改善,为肾水得滋、滞瘀减轻之象,继服14剂。

三诊 未见脱发,头皮干爽、无脱屑,见少许毳毛长出,纳眠可,二便调,舌质红,舌质稍干,苔微黄,脉沉缓。后期随访患者未再脱发,头发生长良好。

按 患者因为工作压力较大,外加熬夜、作息不规律,如《素问·生气通天论》云:"阳气者,烦劳则张。"阳气亢张煎灼阴液,加之熬夜而致阴液亏虚,阴虚不能藏火而火更旺,故见舌红质干、口干心烦,瘀血内生而见舌质偏暗,机体阴液亏虚,血行不畅,毛发失于滋养而导致毛发不荣以致脱落,阴虚阳亢则见头皮油腻,阴虚风燥则致头皮瘙痒。采用针药相须综合疗法,疗效确切。生地黄、墨旱莲、女贞子、桑椹共用以滋阴凉血,使肾水得滋、相火得降是治其本;生地黄、丹参、赤芍、侧柏叶凉血行血,兼抑脂以治其标;白蒺藜、蒲公英祛风止痒,松针、侧柏叶、制何首乌固发生发;再以煅牡蛎潜阳,酸枣仁安神助眠,甘草清热兼调和诸药。

患者自行梅花针叩刺，头皮叩刺部位祛痒、生发效果显著，禤老强调临床中梅花针叩刺可不拘疗程长短及病证演化而全程应用。

第二节 肿瘤化疗后脱发

一、临床表现

化疗药物作用导致的脱发是临床上极为常见的症状，也是目前亟待解决的问题。严重的脱发会导致患者出现不良心理反应，使化疗效果降低甚至化疗终止。西医认为可能与化疗药物相关的毛囊角质形成、细胞分裂G1期停滞、p53基因介导的毛囊生理退行性病变等有关，但具体机制一直未能明确，目前缺乏有效的防治手段。

二、辨证治疗

1. 气血亏虚证

临床表现 本证多表现为脱发，毛发稀疏，发色枯黄，面色萎黄，食少，倦怠乏力，头晕健忘，舌质淡嫩，苔薄白，脉细弱。

辨证分析 化疗过程中或化疗后脱发多因化疗药物的毒性所造成，药邪损伤了人体胃气，胃气虚弱，则不能腐熟水谷，气血生化乏源，由于血虚不能随气荣养皮肤，以致毛孔开张，风邪乘虚侵入，风盛血燥，不能营养肌肤、毛发，则发失所养而脱落。

方药 八珍汤合枳术丸加减。方药组成：熟地黄12克，山茱萸12克，生山药12克，茯苓15克，党参15克，生黄芪40克，制女贞子9克，墨旱莲15克，炒决明子20克，菊花10克，枸杞子20克，焦神曲20克，陈皮30克，当归10克，炒山楂20克，生白芍20克，生地黄12克，生姜、大枣各6克。

方解 熟地黄、生山药、山茱萸、墨旱莲、制女贞子、当归、生白芍补肝肾之精血；党参、生黄芪恢复气力；山楂、陈皮、焦神曲助运化，防止滋腻碍胃，且助脾胃生化气血；其中生白芍、生地黄滋水通便；炒决明子、菊花清久瘀之火。

2. 肝气郁结证

临床表现 本证多表现为脱发，毛发稀疏，精神抑郁，胸胁胀痛，痛无定处，善太息，胸闷嗳气，不思饮食，舌质淡红，苔薄腻，脉弦。

辨证分析 长期化疗以及肿瘤疾病本身给患者带来了极大的心理障碍，使化疗患者情志抑郁，肝气郁结，气机不畅，以致气滞血瘀，发失所养而致脱落，或肝气郁结，忧伤心脾，则气血生化不足，发失所养而致脱落。

方药 逍遥散加减。方药组成：白芍、当归各12克，茯苓、白术各15克，薄荷8克，柴胡、炙甘草各10克，熟地黄30克。

方解 柴胡、薄荷、白芍、当归疏肝解郁，濡养肝血；茯苓、白术配炙甘草，可健脾，防止肝郁克伤脾土，也有助于脾胃生化气血，濡养肝体；熟地黄可以养血养阴，增强补血作用。

3. 肝肾不足证

临床表现 本证多表现为脱发，毛发稀疏，发色枯黄，面色萎黄，肌肉消瘦，腰膝酸软，肢体软弱无力，眩晕耳鸣，男性患者可见遗精，女性患者亦可见月经不调，舌质红，苔少，脉细数。

辨证分析 毛发之滋荣源于血，毛发之生机根于肾。久病及肾，肾藏精，主骨生髓，其华在发，因肝藏血，发为血之余，长时间的化疗伤及肝肾，肝肾不足、精血亏虚则发失所养而脱落。

方药 天麻首乌汤。方药组成：天麻15克，白芷9克，何首乌15克，熟地黄12克，丹参9克，川芎9克，当归9克，白蒺藜9克，桑叶9克，墨旱莲9克，女贞子9克，白芍9克，黄精12克，甘草6克。

方解 天麻具有息风定惊、通脉开窍、助阳气、补五劳七伤之功；何首乌、熟地黄有补肾封髓、强筋壮骨、固精养血、乌须黑发等作用；女贞子、旱墨莲、白蒺藜能益肝肾、强腰膝、乌须发、固精止泄；白芍能补脾和中、养血柔肝；当归能养血活血，提高全身代谢能力；丹参、川芎能祛瘀生新、调众脉、补五劳、强筋骨、长肌肉。

三、典型病例

患者，女，72岁。

主诉 化疗后脱发严重伴乏力2个月。

现病史 患者因确诊为乳腺癌，3个月前行乳腺癌根治术，随后接受了3个疗程的化疗（药物为紫杉醇、卡铂与曲妥珠单抗联合治疗）。第2个疗程后患者开始出现脱发，伴有乏力、头皮发痒，脱发以头顶部及两侧为主，进展较快，现已脱落大部分头发，偶有头皮疼痛。患者伴有面色萎黄，乏力疲倦，食欲不振，体重减轻约5千克。化疗期间患者出现轻度恶心、呕吐、口干咽燥、排便困难等症。曾于当地医院就诊，予补铁、营养支持及服用止吐药物（具体药物患者不详），症状有所缓解，但脱发无明显改善。现症见精神疲倦，面色萎黄，头皮干燥、少光泽，舌质淡红，苔薄白，脉象细弱。

中医诊断 脱发（气血两虚、肾精不足证）。

西医诊断 化疗相关性脱发。

治疗

（1）西医治疗：以对症支持为主，包括营养支持；药物治疗，如外用米诺地尔酊。

（2）中医内治法：中医治疗以补益气血，滋补肝肾，促进生发为原则。方拟当归补血汤合七宝美髯丹加减。当归补血汤以黄芪大补元气、升发清阳，为君药，配当归补血养血，滋润肌肤、毛发。七宝美髯丹为滋补肝肾、填精益髓之剂，以何首乌为君药，补肝肾、乌须发，熟地黄滋阴补血、助益精血，共为臣药。再配茯苓健脾利湿，枸杞子滋补肝肾，菟丝子温补肾阳、助养肾精，为佐药。女贞子滋补肝肾，桑椹补肾养血，共为佐使，增强疗效。此方补肝肾之精，益气血之源，专治气血两虚及肾精不足所致脱发。具体方药如下：黄芪30克，当归15克，何首乌20克，熟地黄15

克，枸杞子15克，菟丝子12克，茯苓10克，女贞子12克，桑椹12克。共7剂，水煎取汁200毫升，每日1剂，分早晚饭后温服。

（3）针灸治疗：取百会穴、风池穴、肾俞穴、足三里穴等穴位，以疏通经络，调和气血，促进头发再生。每周治疗2次，10次为1个疗程。

第三节 斑秃

一、临床表现

斑秃是一种突然发生的良性、复发性、非瘢痕性脱发，起病急骤，病程缠绵，是临床较为常见的损容性皮肤病，属中医学"油风"范畴，俗称"鬼剃头"，《诸病源候论》称："人有风邪在于头，在偏虚处，则发秃落、肌肉枯死，或如钱大，或如指大，发不生，亦不痒，故谓之鬼舐头。"现代医学认为其是在一定的遗传背景下，由外界环境诱发的毛囊局部免疫反应，是一种CD8/NKG2D T淋巴细胞依赖性自身免疫性疾病，可能与毛囊局部免疫豁免的丧失、细胞毒性免疫细胞识别以及毛囊的免疫应答有关，压力和心理因素也参与了斑秃的发生和发展。临床上常采用局部免疫或全身皮质类固醇治疗，或采用接触性致敏剂、米诺地尔酊、甲氨蝶呤片、环孢素等治疗，虽有一定疗效，但不良反应明显，患者难以坚持。

二、病因辨证分析

斑秃总因先天禀赋不足、饮食不慎、劳逸失衡，又或是情志抑郁，而致气血经络受阻，或气血不荣，故头发枯落。

《黄帝内经》有云："血气虚则肾气弱，肾气弱则骨髓枯竭，故发白而脱落。"又如《诸病源候论》云："若血盛则荣于须发，故须发美；若气血衰弱，经脉虚竭，不能荣润，故须发秃落。"头发的生机根源于肾，肾藏精，主骨生血，其华在发。肾气充沛，精足血旺，则头发有光泽；肾阴亏损，精血不足，血不养肤，则头发枯落。如果先天肾气不足，肝血亏虚，头发得不到应有的滋养就会变白、干枯、脱落。若平素工作、生活压力大，饮食不规律，睡眠严重缺乏，则阴血暗耗，肾阴不足，肾气亏虚，故而出现斑秃。

《医宗金鉴》曰："由毛孔开张，邪风乘虚而入，以致风盛燥血，不能荣养毛发。"过食辛热炙煿厚味，或情志内伤，抑郁化火，血热生风，风盛则血燥，不论虚实均可导致头发脱落。

《医林改错》曰："头发脱落，各医书皆言伤血，不知皮里肉外血瘀，阻塞血路，新血不能养发，故发脱落。"肝主疏泄，七情内伤，情志抑郁，劳伤心脾皆可影响肝之疏泄，气血运行不畅导致气滞血瘀，毛发失去濡养而脱落；肝郁乘脾，肝脾俱虚，气血生化不足，气血两虚，发失濡养而脱落；肝血不足，疏泄不达，则肾精亦亏，精血衰少，精血不能上荣于头，发失濡养而脱落。

三、辨证治疗

（一）内治疗法

以下辨证分型用药经验来自襧老的临床用药经验总结。

1. 肝肾不足证

临床表现 头发枯黄，甚则毛发尽脱，伴有腰膝酸软、头晕耳鸣、遗精、失眠多梦、畏寒肢冷、舌质淡、苔薄、脉细或沉细等肝肾不足的常见表现。

辨证分析 《黄帝内经·素问》曰："肾者，主蛰，封藏之本，精之处也，其华在发。""肾气衰，发堕齿槁。"肾藏精，肝藏血，精血互生，肝肾同源。毛发的润养来源于血，其生机根源于肾。肾气不足，肾精亏虚，则毛发不能正常生长。

治法 补益肝肾，养血生发。

方药 七宝美髯丹。制何首乌10克，枸杞子、菟丝子、当归、牛膝、桑寄生、茯苓、墨旱莲、女贞子各15克。

加减 在此方的基础上根据患者的虚实情况进行加减治疗，偏肾阳虚者，加鹿角胶、巴戟天、淫羊藿等补肾壮阳之品；偏阴虚者，加桑椹、龟甲、熟地黄以滋补肾阴；若有失眠多梦者，加五味子、合欢皮、酸枣仁宁心安神。方用七宝美髯丹滋补肝肾、填精生发是禤老治疗斑秃的经验所在。

2. 气血亏虚证

临床表现 在病后、产后或是久病脱发，并呈渐进性加重，范围由小而大，脱发量由少到多，头皮光亮松软，脱发区还能见到散在的参差不齐的残存头发，伴唇白，心悸，神疲乏力，气短懒言，头晕眼花，舌质淡红，苔薄白，脉细弱。

辨证分析 《黄帝内经》曰："发为血之余。"《诸病源候论》曰："若血盛则荣于须发，故须发美；若气血衰弱，经脉虚竭，不能荣润，故须发秃落。"素体虚弱，或病后产后，血虚不能荣养毛发，故见斑秃及血虚症状。

治法 益气补血。

方药 人参养荣汤。黄芪、茯苓各20克，制何首乌、甘草各10克，党参、白术、当归、熟地黄、白芍、松针各15克。

加减 出现心悸难眠者，加五味子10克，百合、柏子仁各15克以养心安神；血虚有热者，加蒲公英、赤芍、生地黄各15克以清热凉血。

3. 血虚风燥证

临床表现 突然脱发成片，偶有头皮瘙痒，伴头部烘热、心烦易怒、烦躁不安，甚则眉毛、胡须脱落等症，舌质红，苔少，脉细数。

辨证分析 血分蕴热，外受风邪，外风与内热相搏，上犯巅顶；或情志不遂，五志过极化热化火，热盛生风，上犯巅顶，热伤阴血，灼伤毛窍，则毛发失养而脱落。清代《冯氏锦囊秘录》曰："发乃血之余，枯者，血不足也。忽然脱落，头皮多痒，须眉并落者，乃血热生风，风木摇动之象也。"

治法 养血息风,固发生发。

方药 四物汤合二至丸加减。当归、生地黄、女贞子、墨旱莲、牡丹皮、赤芍、桑寄生各15克,川芎5克,桑椹20克,何首乌、甘草各10克。

加减 伴有失眠者,加首乌藤、酸枣仁各15克以安神;头皮瘙痒甚者,加白蒺藜、防风、蔓荆子各15克以祛风止痒。

4. 肝郁血瘀证

临床表现 脱发前伴有头部、胸胁疼痛,脱发部位呈斑片状,久之出现头发全秃,伴噩梦、烦躁易怒、胸闷不畅、善太息、失眠等症,舌质紫暗,苔少,脉弦或沉涩。

辨证分析 清代《医林改错》曰:"伤寒、瘟病后头发脱落,各医书皆言伤血,不知皮里肉外血瘀,阻塞血络,新血不能养发,故发脱落。无病脱发,亦是血瘀。"血瘀阻络常因跌打损伤、情志内伤以及久病入络所致。刘爱民等认为,对于青少年患者,发病突然,除脱发外再无任何症状、体征者,属血瘀者居多。

治法 疏肝解郁,活血化瘀。

方药 逍遥散合桃红四物汤。柴胡、白芍、茯苓、丹参、赤芍、当归、桑寄生各15克,熟地黄20克,桃仁、薄盖灵芝各10克,川芎、红花、甘草各5克。

(二)外治疗法

斑秃主要是由于肝肾虚亏、气滞血瘀影响头皮供养而致,中医外治疗法能活血通络,祛瘀生新,调补肝肾,改善血液循环,使毛发重生。

1. 梅花针

在临床中禤老常用的经验是以梅花针联合TDP神灯(高效电磁波治疗仪)照射协同治疗。《黄帝内经·素问·皮部论》载:"凡十二经络脉者,皮之部也,是故百病之始生也,必先于皮毛。"根据经络腧穴理论,头为手足三阳经及督脉汇聚之地,通过梅花针叩刺头部脱发处,可增强经络效应,达到调和气血、平衡阴阳、通经活络的治疗作用,使毛发具有生化之源。现代医学研究发现,梅花针叩刺能刺激交感、副交感神经,改善局部微循环,增加毛囊周围的血流量,促进毛球细胞分裂和角质蛋白合成,为毛囊生长提供充足的营养,增强毛囊的活性,促进新生毛发,防止脱发。

2. 红灵酊

湖南中医药大学杨志波教授受《诸病源候论》中"若血盛则荣于须发"的启发,临床常用红灵酊治疗斑秃。该药由红花、细辛、桂枝、干姜、樟脑等中药组成,具有通经活络、活血化瘀之效。再酌以酊剂入药,渗透力强,可加强药物活血通络之功,更好地改善脱发区的气血运行。

3. 硫黄脂溢性洗液

若皮脂溢出明显,头油增多,可配合用硫黄脂溢性洗液与洗发水按1∶1的比例调和使用,祛脂生发酊剂外搽患处。

在此基础上可另选人参、高丽参注射液注射足三里穴以健脾胃,益气血,使气血充盛,经络通畅,毛发得以濡养。

四、典型病例

(一)病案一

患者,女,63岁,2019年5月13日初诊。

主诉 患者部分头发脱落半年伴眉毛脱落3个月余。

现病史 2018年11月患者因过度劳累、焦虑,头皮出现一元硬币大小的单灶性斑秃,后逐渐发展至3块鸡蛋大小的斑秃,3个月后两侧眉毛均脱落。曾于当地医院就诊,诊断为斑秃,口服及外用中药治疗(具体不详)2个月,效果不佳。刻下症见:脱发面积达60%,拉发试验阳性,眉毛全部脱落,局部无明显痛痒感,既往有重度骨质疏松病史。患者焦虑,易疲劳,眠差,腰膝酸软,畏寒肢冷,大便稀,小便正常,舌质淡,苔白,脉沉弦。

西医诊断 重症斑秃。

中医诊断 油风(肝肾亏虚、肾阳不足证)。

治法 补益肝肾。采用中西医结合治疗,予口服雷公藤多苷片(每次

20毫克，每日3次），白芍总苷胶囊（每次300毫克，每日2次），活力苏口服液（每晚1支），外用米诺地尔酊和哈西奈德溶液混合治疗，配合滚针治疗（每日1次）。

二诊 斑秃未见扩大，原斑秃处可见灰白色毳毛生长，秃发面积减少一半，眠差、焦虑、腰膝酸软和畏寒等症状明显改善，继续治疗2个月后，患者头发生长面积达95%，眉毛正常，眠差、焦虑症状消失，停服活力苏口服液，雷公藤多苷片、白芍总苷胶囊和外用药逐渐减量，维持2个月至痊愈停药。

按 该患者为老年重症斑秃，发病时间短，进展快，为积极控制病情，首选糖皮质激素；但是考虑到患者年老，有重度骨质疏松病史，为使用激素类药物的禁忌证，故用雷公藤多苷片和白芍总苷胶囊，从而抑制毛囊的炎症反应，调节机体免疫功能，恢复毛发正常生长；活力苏口服液有益气补血、滋养肝肾之功效，注意定期复查肝、肾功能；外用米诺地尔酊并配合滚针治疗可促进头皮局部血液供应，加速毛发生长。因此，雷公藤多苷片、白芍总苷胶囊、活力苏口服液和米诺地尔酊是中西医结合治疗肝肾亏虚型老年重症斑秃的有效方法。

（二）病案二

患者，男，68岁。

主诉 头部出现成片脱发3个月。

现病史 患者自3个月前无明显诱因出现头顶及后枕部局限性脱发，呈片状，大小不等，脱发区域光滑，无瘢痕及红肿，无明显瘙痒或疼痛。脱发逐渐加重，范围扩大。现症见神疲乏力，面色少华，头皮局部光滑无发，舌淡红，苔薄白，脉细弱。

中医诊断 油风（肝肾不足证）。

西医诊断 斑秃。

治疗

（1）西医治疗：外用米诺地尔酊；口服B族维生素。

（2）中药内治法：中药以补益肝肾、调养气血为主，方拟七宝美髯丹合当归补血汤加减。黄芪补气升阳，当归补血养血，二者相辅相成，共奏益气生血之效，以治疗气血两虚之证；何首乌补益肝肾、乌发润发，配熟地黄滋阴补血，枸杞子滋补肝肾，菟丝子温补肾阳，茯苓健脾利湿，女贞子、桑椹补肾养血，共奏滋补肝肾、填精益髓之功。具体方药如下：黄芪30克，当归15克，何首乌20克，熟地黄15克，枸杞子15克，菟丝子12克，茯苓10克，女贞子12克，桑椹12克，甘草6克。共7剂，水煎取汁200毫升，每日1剂，分早晚饭后温服。

按 肾为先天之本，肾气不足，则十二经之气不足，无力推动血液循行，在经络循行之处停滞成瘀。肌肤失养，不能荣养毛发，毛发根空虚而脱落。现代医学研究证明，精神因素是导致或加重斑秃的重要因素之一。血液流变学检查中发现，斑秃患者多有全血黏度升高、血小板聚集、血栓弹力图异常、体外血栓湿重增加、甲皱微循环异常、血流图异常等表现。故肾气不足、肾阴亏虚是其本，局部经络气血不畅、瘀血停滞是其标。七宝美髯丹由何首乌等7味药物组成，借其温养肝肾、益精补血以滋养须发，使其乌黑华美，故而得名。《医方集解》云"此方为足少阴、足厥阴药也"，证治以肝肾经血亏虚、元阳不足为基本病机。方中枸杞子补益肝肾，滋精养血明目；茯苓健脾利湿，安神益智；当归身补血养血；菟丝子补肾益精，兼明目。患者神疲乏力、舌淡红、苔薄白、脉细弱等一派血虚症状，故当补脾胃生气血，合用当归补血汤，一来方中重用黄芪大补脾肺之气，以资化源，使气旺血生；二来岭南地区河网密布，气候炎热潮湿，往往脾虚又兼有湿盛，故黄芪配合茯苓健脾利湿。最后脾健化湿，补肝肾，益阴血，安五脏，脱发生，疗效显。

第四节 "引经药"在脱发中的运用

一、以病位归经配伍引经药

王绍洁对偏重太阳经部位的脱发选用羌活、蔓荆子、川芎，阳明经部位的脱发则选用葛根、白芷，少阳经部位的脱发选用柴胡、川芎，厥阴经部位的脱发选用吴茱萸、藁本。成肇仁、耿立东认为脱发位置属阳明经者可用白芷，属太阳经者可用藁本，属少阳经者可用柴胡，属厥阴经者可用吴茱萸。向丽萍对以额部脱发为主者常予白芷、升麻、石膏，巅顶脱发者予柴胡、青皮、川芎、枸杞子，两侧脱发者予柴胡、连翘、地骨皮，头后侧脱发者予羌活、藁本之属，并认为药物用量宜少，轻则更能上达头部。这些专家的用药思路均遵照六经辨证思想，并借鉴了治疗头痛时运用引经药的思维模式，将中医"异病同治"发挥到"异病同引"（引经药），并结合具体病情，根据证型及药物性味与功效选择不同药物，从而使功效与导向统一，引领诸药达到病所，以充分发挥药物疗效。

二、以风药作为引经主药

在《医方集解》中就有"羌活散太阳之风，白芷散阳明之风，川芎散厥阴之风，细辛、独活散少阴之风，防风为风药卒徒，随所引而无所不至者也"的记载。此为该书作者汪昂对六经中风用药的注解，可见以风药引药上行及引经药的配伍原则、用药经验，前人早有论述。而异病同"引"（引经药）为中医异病同治的具体运用，以六经辨证治疗脱发，将其他疾病如中风、头痛的引经药用于脱发的辨证治疗，为目前普遍认同的观点。

朱松毅治疗脱发所用引经药首选为风药，其认为风药具有轻灵之性，可引药上行，且具有祛风止痒之效。成肇仁认为临床须根据病位归经选用适当的风药，脱发偏于巅顶部者加用藁本，偏于后头部者加羌活，偏于两头角者加柴胡。

王绍洁强调在本病初期便应适当加祛风类药物，如蝉蜕、荆芥、防风、薄荷等。成肇仁认为脱发与头痛病证虽异，然病位皆在于头，故须借助风药引药上行，使诸药之功合力作用于病位所在；并指出脂溢性脱发常伴血热动风或阴虚生风之象，症见头皮烘热作痒或干涩瘙痒，此时借风药之升散轻灵之性还可起到祛风止痒之良效，常用药物如荆芥、防风、白芷等，且常酌情配以川芎、天麻、蔓荆子等，以引药上行、祛风达表、流通气血。

上述药物按治法、功用可归为2类。一类是疏散外风药，如白芷、柴胡、防风、羌活、川芎、藁本、荆芥、蔓荆子。其中，白芷、防风、羌活、藁本、荆芥为辛温解表药，柴胡、蔓荆子为辛凉解表药，而川芎味辛性温，为"血中之气药"。另一类是平息内风药，如天麻、菊花。可见临床医家运用引经药以疏散表邪为主，也多有较强的发汗作用，故临床用量均要轻，虚证当慎用，具体情况还要结合整体观而辨证用药。

参考文献

[1] 吕婷，王宏伟. 老年皮肤病概述[J]. 皮肤科学通报，2019，36（4）：407-414，1.

[2] KHAVKIN J, ELLIS D A F. Aging skin: histology, physiology, and pathology[J]. Facial Plastic Surgery Clinics of North America, 2011, 19（2）: 229-234.

[3] 姜燕生. 浅谈皮肤病中医内治法的组方原则[J]. 中国中医药信息杂志，2012，19（8）：95-96.

[4] 施靖娟，吴闵枫，王宏伟. 常见老年皮肤病与心理健康[J]. 皮肤科学通报，2021，38（2）：171-175，8.

[5] 王园园，邢微微，付文亮，等. 高原部队常见皮肤病及防治[J]. 军事医学，2020，44（6）：470-474.

[6] 蔡露，雷丽. 皮炎湿疹类皮肤病的中医疗效观察[J]. 黑龙江中医药，2021，50（6）：473-474.

[7] 李云珠，路雪艳，郑玲玲，等. 变态反应性皮肤病445例患者过敏原特异性IgE检测结果分析[J]. 临床和实验医学杂志，2022，21（13）：1415-1418.

[8] 田晓寅，左亚刚，刘跃华，等. 药物诱发的自身免疫性及肿瘤性皮肤病[J]. 协和医学杂志，2012，3（4）：466-470.

[9] HAMILTON H, GALLAGHER P, RYAN C, et al. Potentially inappropriate medications defined by STOPP criteria and the risk of adverse drug events in older hospitalized patients[J]. Archives of Internal Medicine, 2011, 171（11）: 1013-1019.

[10] 郭静，杜艾嫒，左小红，等. 浅谈七情内伤致心肾不交与皮肤病的关系[J]. 辽宁中医杂志，2016，43（7）：1373-1375.

[11] 陈红风.中医外科学[M].北京：中国中医药出版社，2021.

[12] 冯心怡，李福伦.老年皮肤病的中医中药治疗[J].皮肤科学通报，2019，36（4）：497-502，8.

[13] 梁家芬，郑伟娟，袁娟娜，等.范瑞强运用中医外治法治疗皮肤病经验[J].广州中医药大学学报，2021，38（9）：1990-1993.

[14] 王阳，周治国，宋小莉.基于CNKI可视分析方法的皮肤病中医外治文献的计量学分析[J].社区医学杂志，2022，20（16）：933-938.

[15] 雷琳，陈姣姣，郑洲.神经性皮炎的针灸诊疗特点研究[J].湖北中医药大学学报，2022，24（2）：118-121.

[16] 于书勤，杨万库.中西医结合治疗单纯疱疹90例[J].当代医学，2011，17（27）：161-162.

[17] 王邦才.王邦才医学实践录[M].北京：中国中医药出版社，2021.

[18] 易东木，翁慧兰，郭萧，等.柴胡清肝汤加减辨治带状疱疹疗效观察[J].山西中医，2020，36（6）：38-39.

[19] 赵平平，洪俪凤.针刺拔罐治疗痈证[J].针灸临床杂志，2000，16（8）：51-52.

[20] 段丽娟，李可欣.治疗乳痈外用验方二则[J].中国民间疗法，2003，11（11）：62.

[21] 贾波，沈涛.陈潮祖医案精解[M].北京：人民卫生出版社，2010.

[22] 赵炳南，张志礼.简明中医皮肤病学[M].北京：中国中医药出版社，2014.

[23] 温志娟.火针联合抗真菌药物治疗马拉色菌毛囊炎的临床观察[J].大众科技，2020，22（11）：89-91.

[24] 丁素先.挑刺治疗慢性复发性毛囊炎[J].中西医结合杂志，1985，5（3）：144.

[25] BROWN S, REYNOLDS N J. Atopic and non-atopic eczema[J]. British Medical Journal（Clinical Research Ed.），2006，332（7541）：584-588.

[26] 徐公国，李强，付青姐，等.湿疹的病因病机及中医药治疗研究进

展[J]. 实用医药杂志, 2014, 31 (3): 268-270.

［27］张晓红. 湿疹病因病机及其临床研究[J]. 中国临床医生, 2011, 39 (2): 14-16.

［28］ORMEROD A D, WHITE M I. Dermatitis[J]. British Medical Journal (Clinical Research Ed.), 1984, 289 (6445): 605-608.

［29］RAVEENDRAN R. Tips and Tricks for Controlling Eczema[J]. Immunology and Allergy Clinics of North America, 2019, 39 (4): 521-533.

［30］SOHN A, FRANKEL A, PATEL R V, et al. Eczema[J]. The Mount Sinai Journal of Medicine, 2011, 78 (5): 730-739.

［31］李邻峰. 皮炎湿疹类皮肤病诊疗进展[J]. 继续医学教育, 2006, 20 (23): 28-32.

［32］王宏伟. 老年皮炎湿疹概述[J]. 老年医学与保健, 2021, 27 (3): 457-461.

［33］CHAMBERS E S, VUKMANOVIC-STEJIC M. Skin barrier immunity and ageing[J]. Immunology, 2020, 160 (2): 116-125.

［34］KOTTNER J, LICHTERFELD A, BLUME-PEYTAVI U. Maintaining skin integrity in the aged: a systematic review[J]. British Journal of Dermatology, 2013, 169 (3): 528-542.

［35］FARAGE M A, MILLER K W, ELSNER P, et al. Functional and physiological characteristics of the aging skin[J]. Aging Clinical and Experimental Research, 2008, 20 (3): 195-200.

［36］RINNERTHALER M, DUSCHL J, STEINBACHER P, et al. Age-related changes in the composition of the cornified envelope in human skin[J]. Experimental Dermatology, 2013, 22 (5): 329-335.

［37］ZHOU D, BORSA M, SIMON A K. Hallmarks and detection techniques of cellular senescence and cellular ageing in immune cells[J]. Aging Cell, 2021, 20 (2): e13316.

［38］SALAZAR N, VALDÉS-VARELA L, GONZÁLEZ S, et al. Nutrition and the gut microbiome in the elderly[J]. Gut Microbes, 2017, 8 (2):

82-97.

［39］MUGITA Y, MINEMATSU T, NAKAGAMI G, et al. Influence of digestive enzymes on development of incontinence-associated dermatitis: Inner tissue damage and skin barrier impairment caused by lipidolytic enzymes and proteases in rat macerated skin[J]. International Wound Journal, 2018, 15（4）: 623-632.

［40］付亚平. 皮炎湿疹类皮肤病的中医治疗优越性分析[J]. 临床医药文献电子杂志, 2017, 4（50）: 9715-9716.

［41］关书文, 王根会. 养血润燥外洗方联合浅层X射线治疗仪治疗血虚风燥型手部慢性湿疹临床观察[J]. 河北中医, 2020, 42（3）: 387-390.

［42］刘哲. 中西医结合治疗皮炎湿疹类皮肤病100例临床研究[J]. 中国中医药现代远程教育, 2017, 15（12）: 108-109.

［43］王少英, 曹克平. 论皮炎湿疹类皮肤病的中医治疗[J]. 临床医药文献电子杂志, 2014, 1（13）: 2428, 2430.

［44］吴金海. 中西医结合治疗皮炎湿疹类皮肤病的临床观察[J]. 中国医药指南, 2022, 20（36）: 126-128.

［45］杨善花. 皮炎湿疹类皮肤病的中医治疗效果研究[J]. 世界最新医学信息文摘, 2019, 19（A2）: 227, 229.

［46］张良, 张群英, 庄宝松. 雷公藤合肤痒颗粒治疗皮炎湿疹类皮肤病临床观察[J]. 光明中医, 2007, 22（7）: 47-48.

［47］张翊萍. 皮炎湿疹类皮肤病的中医治疗效果分析[J]. 中国卫生标准管理, 2015, 6（29）: 130-131.

［48］曾茂娟, 陈晓吟, 黄思红. 皮炎湿疹类皮肤病应用中医治疗方案的效果观察[J]. 实用临床护理学电子杂志, 2020, 5（14）: 64.

［49］WAN H L, CHEN H Z, SHI X Q. Study on effect of Traditional Chinese Medicine Jianpi Chushi decoction and ointment on chronic eczema[J]. Asian Pacific Journal of Tropical Medicine, 2016, （9）: 920-923.

［50］安军, 马壮年. 皮炎湿疹类（湿疹样）皮肤病的中医治疗效果分析

[J]. 世界最新医学信息文摘, 2016, 16（38）: 153-154.

[51] 曹璐璐, 刘春柳, 王炳权, 等. 皮炎湿疹类皮肤病的中医治疗效果[J]. 现代医学与健康研究电子杂志, 2018, 2（8）: 162.

[52] 黄卓. 中西医结合治疗皮炎湿疹类皮肤病50例临床观察[J]. 中国民族民间医药, 2014, 23（5）: 37-39.

[53] 刘维, 邓家侵, 刘俊峰. 陈达灿教授治疗皮炎湿疹类皮肤病用药特色探析[J]. 中国中西医结合皮肤性病学杂志, 2022, 21（4）: 364-367.

[54] 孙大庆. 探讨皮炎湿疹类皮肤病的中医治疗效果[J]. 中国医疗美容, 2015, 5（1）: 122.

[55] 张冰凌. 苦参等中药在皮炎湿疹类皮肤病治疗中的应用[J]. 中医临床研究, 2013, 5（10）: 87-88.

[56] 钟华, 周耀湘, 邱瑰君, 等. 中药熏洗冷喷疗法治疗皮炎湿疹类皮肤病的临床观察[J]. 承德医学院学报, 2020, 37（5）: 391-393.

[57] 宋鉴, 刘佳. 29例中医外治医源性烫伤事件回顾性分析[J]. 全科护理, 2021, 19（21）: 2974-2977.

[58] 邓桂芳, 黄小惠, 张锋, 等. 老年患者医源性皮肤损伤的原因分析与护理[J]. 护理学报, 2011, 18（20）: 32-33.

[59] 赵曦, 曾鸿孟, 唐乾利. 中医外治法在烧伤治疗中的临床应用进展[J]. 中国烧伤创疡杂志, 2016, 28（4）: 250-253.

[60] 冷启宁, 蒋元品, 宋丹, 等. 放射性皮肤损伤的中医诊治探讨[J]. 中国中医药现代远程教育, 2016, 14（3）: 126-127.

[61] 陈敏, 万娟娟. 虎杖黄芩酊治疗三伏贴所致皮肤损伤疗效观察[J]. 中国烧伤创疡杂志, 2019, 31（3）: 174-177.

[62] 张丽平, 云雪林. "治风先治血"在皮肤瘙痒症中的运用[J]. 江西中医药大学学报, 2018, 30（6）: 7-9.

[63] 华烨, 张丽平. 中医护理在神经性皮肤病中的应用[J]. 光明中医, 2022, 37（17）: 3217-3219.

[64] 余晗. 针刺结合刺络拔罐治疗神经性皮炎的临床观察[D]. 武汉: 湖北

中医药大学, 2021.

[65] 郭梦, 万文娟, 王润欣, 等. 朱庆军从神论治神经性皮炎经验撷菁[J]. 中医临床研究, 2022, 14 (32) : 137-139.

[66] 钟婷, 刘藕根. 结节性痒疹发病机制的研究进展[J]. 中国皮肤性病学杂志, 2020, 34 (12) : 1453-1455, 1459.

[67] 江英培, 凌桂华, 肖敏. 艾儒棣教授从"湿热生虫"论治结节性痒疹经验[J]. 中国民族民间医药, 2023, 32 (7) : 63-65, 77.

[68] 丁玉珊, 刘飞飞, 李刚. 李刚教授内外合治结节性痒疹经验拾零[J]. 亚太传统医药, 2023, 19 (7) : 132-135.

[69] 徐茗圆, 刘爱民. 刘爱民教授运用温阳散结汤治疗结节性痒疹经验[J]. 中国中医药现代远程教育, 2019, 17 (9) : 35-36.

[70] 王庆兴. 火针治疗结节性痒疹30例[J]. 中国中医药现代远程教育, 2017, 15 (23) : 117-118.

[71] 李仰琪, 赵晓岚, 沈秀玲, 等. 梅花针刺联合辣椒素和积雪苷治疗结节性痒疹的效果及其作用机制研究[J]. 中外医学研究, 2022, 20 (8) : 43-46.

[72] SULZBERGER M B. Distinctive exudative discoid and lichenoid chronic dermatosis (Sulzberger and Garbe) re-examined-1978[J]. British Journal of Dermatology, 1979, 100 (1) : 13-20.

[73] 顾军, 徐娟, 王志东, 等. 渗出性盘状苔藓样皮炎1例[J]. 中国皮肤性病学杂志, 2001, 15 (5) : 46-47.

[74] 郭晓丽, 何睿林, 黄佑庆, 等. 股外侧皮神经阻滞疗法中国专家共识(2019版)[J]. 实用疼痛学杂志, 2019, 15 (4) : 242-249.

[75] 焦志勤. 独活寄生汤配合中药离子导入治疗股外侧皮神经炎的疗效观察[J]. 中国初级卫生保健, 2015, 29 (7) : 112-113.

[76] 王雪洁, 谢道俊. 黄芪桂枝五物汤加味联合神经营养药治疗原发性股外侧皮神经炎30例[J]. 安徽中医药大学学报, 2021, 40 (1) : 10-13.

[77] 杨敏, 周利, 张玲, 等. 梅花针放血疗法治疗股外侧皮神经炎疗效

观察[J]. 上海针灸杂志, 2019, 38 (5): 537-539.

[78] 罗颖. 针刺居髎穴治疗股外侧皮神经炎的临床效果观察[J]. 中外医学研究, 2021, 19 (1): 53-55.

[79] 郑学俊. 沿经排刺结合刺络走罐法治疗股外侧皮神经炎43例小结[J]. 深圳中西医结合杂志, 2015, 25 (1): 63-64.

[80] 苏培增. 中医从肝论治女性更年期综合征[J]. 智慧健康, 2017, 3 (19): 62-63.

[81] 魏丹, 李佩林, 袁雯, 等. 从"引火归元"论治更年期综合征[J]. 中医临床研究, 2023, 15 (19): 11-15.

[82] 文雪城, 张定华, 张东鹏, 等. 张定华主任医师辨治更年期综合征临证法要[J]. 中国民族民间医药, 2023, 32 (11): 83-85.

[83] 李春红, 陈萍, 张伟英. 柏地黄汤合逍遥散加减对更年期综合征患者内分泌的影响[J]. 辽宁中医杂志, 2023, 50 (11): 136-139.

[84] 宋长恒, 马玉杰, 程引, 等. "水虚土乘"是更年期女性代谢综合征的核心病机[J]. 中国中医基础医学杂志, 2023, 29 (4): 546-549.

[85] 刘芳, 罗耀辉. 子午捣臼补泻法对更年期综合征雌激素影响的对比研究[J]. 云南中医中药杂志, 2016, 37 (11): 66-67.

[86] 丁晓春. 中医内外同治综合疗法治疗女性更年期失眠的临床疗效[J]. 医学食疗与健康, 2019 (16): 38-39.

[87] 肖微, 周俊, 章文春. 女性更年期综合征运动疗法研究概况[J]. 辽宁中医药大学学报, 2016, 18 (12): 75-77.

[88] NUSBAUM N J. Aging and sensory senescence[J]. Southern Medical Journal, 1999, 92 (3): 267-275.

[89] 杨东. 四物消风汤结合西替利嗪治疗老年皮肤瘙痒症疗效观察[J]. 上海中医药杂志, 2012, 46 (9): 61.

[90] 李琳, 唐玉英. 熄风止痒汤治疗老年性皮肤瘙痒症50例[J]. 西部中医药, 2014, 27 (8): 63-64.

[91] 宋玮, 张钟艺, 贾波, 等. 解痉法分型辨治皮肤瘙痒症[J]. 中华中医

药杂志, 2022, 37 (5): 2471-2474.

[92] 蓝少钰. 中药药浴治疗维持性血液透析患者皮肤瘙痒症疗效分析[J]. 光明中医, 2017, 32 (19): 2791-2793.

[93] 刘敏, 王娴, 高阳, 等. 张发荣治疗糖尿病皮肤瘙痒症经验[J]. 山东中医杂志, 2021, 40 (1): 79-82, 104.

[94] 焦彬, 李强, 刘景贤. 1例皮肤垢着病临床、病理及心理分析[J]. 医学理论与实践, 2007, 20 (12): 1430-1431.

[95] 王毓新, 杨秀敏, 庄逢康. 皮肤垢着病二例[J]. 中华皮肤科杂志, 1999, 32 (1): 62.

[96] 夏清, 江萍, 肖绍云, 等. 皮肤垢着病样糠秕孢子菌感染1例[J]. 临床皮肤科杂志, 1999, 28 (1): 52-53.

[97] 杨佼, 崔炳南. 从肝论治皮肤垢着病[J]. 中国中西医结合皮肤性病学杂志, 2017, 16 (5): 467-468.

[98] 高峰, 李景利, 宋坪, 等. 从阳明论治皮肤垢着病[J]. 中医药学报, 2010, 38 (3): 51-52.

[99] 肖红丽, 孙乐栋, 查旭山, 等. 生肌玉红膏治疗面部皮肤垢着病1例[J]. 中国皮肤性病学杂志, 2007, 21 (7): 440-441.

[100] 宋玮, 王瑷, 向浩瑜, 等. 陈明岭教授从血从毒辨治红斑鳞屑性皮肤病经验[J]. 四川中医, 2019, 37 (10): 11-12.

[101] 宝小双, 韩首章. 中医对银屑病病名的认识及中药辨治思路[J]. 实用中医内科杂志, 2022, 36 (2): 44-46.

[102] 王萍, 张芃, 邓丙戌, 等. 张志礼中医辨证治疗银屑病方法及临床研究（一）[J]. 中国中西医结合皮肤性病学杂志, 2004, 3 (4): 191-193.

[103] 李唯唯. 常见多形红斑的中医治疗体会[J]. 江苏中医, 1992 (10): 19.

[104] 周宝宽. 扁平苔藓证治经验[J]. 辽宁中医药大学学报, 2011, 13 (12): 19-21.

[105] 黄志强, 唐月虹. 辨证分型治疗口腔扁平苔藓75例[J]. 江苏中医,

2000, 21 (3): 26-27.

[106] 中华中医药学会皮肤科分会. 玫瑰糠疹中医治疗专家共识[J]. 中国中西医结合皮肤性病学杂志, 2020, 19 (2): 181-182, 189.

[107] 赵辨. 中国临床皮肤病学[M]. 南京: 江苏科学技术出版社, 2010.

[108] 浣晓东, 向丽萍. 向丽萍运用当归四逆汤治疗寒冷性多形红斑经验[J]. 湖南中医杂志, 2020, 36 (5): 42-44.

[109] 李冀, 左铮云. 方剂学[M]. 北京: 中国中医药出版社, 2021.

[110] 孙明哲. 消风散加减治疗多形性红斑[J]. 吉林中医药, 2018, 38 (5): 556-559.

[111] 陶宇宁, 王一枫. 重症多形红斑治验[J]. 浙江中医杂志, 2021, 56 (6): 458.

[112] 白彦萍, 周冬梅. 中医皮肤病临证心得[M]. 北京: 人民卫生出版社, 2016.

[113] 徐宜厚, 王保方, 张赛英. 皮肤病中医诊疗学[M]. 北京: 中国中医药出版社, 2020.

[114] 刘爱民. 皮肤病中医诊疗思路与病例分析[M]. 北京: 人民卫生出版社, 2016.

[115] 刘德华, 陈宏, 杨雨潮. 凉血消风汤治疗离心性环状红斑1例报告[J]. 湖南中医杂志, 2017, 33 (2): 94-95.

[116] 刘锦堂. 氦氖激光针治疗离心性环状红斑25例[J]. 中国针灸, 1982, 2 (5): 7-8.

[117] 石建平. 结缔组织病的中医病因辨证施治概述[J]. 华西医学, 1999, 14 (1): 119-120.

[118] 范斌, 李欣, 李斌, 等. 秦万章治疗红斑狼疮的诊治经验[J]. 辽宁中医杂志, 2013, 40 (6): 1086-1088.

[119] 杨晔颖, 苏励. 中医药治疗皮肌炎近况概述[J]. 世界中医药, 2015, 10 (8): 1284-1287, 1291.

[120] 张莉唯, 刘喜明, 付守强, 等. 基于"中土之制"探讨黄连调节脂肪组织糖脂代谢的作用机制[J]. 中医学报, 2023, 38 (7): 1410-

1415.

[121] 孙洁, 邹宇, 姜萍. 基于"治气、增液、治血"探讨干燥综合征的辨治规律[J]. 中国中医基础医学杂志, 2023, 29（8）: 1268-1271.

[122] 李丹, 栾淑贞, 纪云清, 等. 大疱性皮肤病中医古籍文献整理分析[J]. 北京中医药, 2021, 40（1）: 87-89.

[123] 战文翔, 申芳芳, 沈伟, 等. 36486例中老年人中医体质分类研究[J]. 中国临床研究, 2014, 27（9）: 1150-1152.

[124] 鞠宏, 郭忆, 单诗晨. 皮损辩证后采取不同中药湿敷方法治疗天疱疮的探讨[J]. 中国民康医学, 2012, 24（21）: 2660, 2664.

[125] 王丽梅, 刘保国, 杨曙民, 等. 大疱性类天疱疮中医证型分析[J]. 河北中医, 2009, 31（6）: 847-848.

[126] 张翅强, 贾敏. 中医药在高龄天疱疮患者治疗中的应用[J]. 贵州医药, 2017, 41（7）: 756-757.

[127] 史飞, 赵庆利, 王毅侠, 等. 蔡瑞康教授治疗掌跖脓疱病经验[J]. 中国中西医结合皮肤性病学杂志, 2004, 3（4）: 196-197.

[128] 易凤平, 郑玉琴, 陈新, 等. 郑玉琴主任医师治疗家族性良性慢性天疱疮的经验[J]. 临床医药文献电子杂志, 2019, 6（43）: 77-79.

[129] 佚名. 内分泌、代谢、营养障碍性皮肤病[J]. 中国医学文摘（皮肤科学）, 2010, 27（3）: 177.

[130] 吴志华. 皮肤性病学（第6版）[M]. 广州: 广东科技出版社, 2008.

[131] 刘涛, 卞华, 王帅. 中医学对"皮痹"的认识[J]. 辽宁中医杂志, 2018, 45（4）: 725-727.

[132] 贺欢, 孙丹, 闫小宁. 中医治疗硬皮病研究进展[J]. 亚太传统医药, 2017, 13（20）: 63-65.

[133] 杨梦瑶, 耿龙. 斑秃相关免疫机制研究进展[J]. 中国麻风皮肤病杂志, 2023, 39（6）: 446-450.

[134] 裴悦, 平瑞月, 梁家芬, 等. 禤国维运用中医药治疗斑秃经验介绍[J]. 新中医, 2018, 50（3）: 229-231.

[135] 朱珠, 杨志波. 杨志波教授论治斑秃经验举隅[J]. 中国民族民间医

药，2021，30（6）：92-95.

[136] 秦春芳，罗莎，刘青武，等.杨顶权教授中西医结合治疗老年重症斑秃的临床经验[J].中日友好医院学报，2020，34（2）：117-118.

[137] 陈颖尧，徐国峰，禤国维.国医大师禤国维治疗皮肤病"以平为期"用药特色[J].中华中医药杂志，2022，37（3）：1428-1430.

[138] 万里鹏，代薇，王绍洁.王绍洁教授治疗小儿脱发经验介绍[J].中医儿科杂志，2016，12（5）：14-16.

[139] 昝俊杰，雷辉，成肇仁.成肇仁临床运用方药治疗脱发的经验[J].湖北中医杂志，2018，40（8）：25-27.

[140] 陈倩倩，耿立东.耿立东治疗脂溢性脱发的经验[J].山东中医杂志，2017，36（8）：696-698.

[141] 付丽淼，易慧敏，向丽萍.向丽萍运用化湿健发方结合经络辨证治疗脂溢性脱发经验[J].湖南中医杂志，2018，34（6）：40-41.

[142] 占永久，汤海林，任晓琴.浅析"引经药"在中医治疗脱发中的运用[J].上海中医药杂志，2019，53（6）：34-36.

[143] 徐光耀，李萍，杨新伟.朱松毅治疗脂溢性脱发经验[J].辽宁中医杂志，2015，42（10）：1865-1867.

[144] 王芷乔.成肇仁教授治疗脂溢性脱发经验举隅[J].中医药导报，2012，18（2）：32-33.

[145] 国家药典委员会.中华人民共和国药典（一部）[G].北京：中国医药科技出版社，2020.

[146] 刘逊，周扬，朱晔，等.穿山甲、猪蹄甲、羊蹄甲炮制品水溶性成分的比较研究[J].中华中医药杂志，2021，36（1）：472-476.